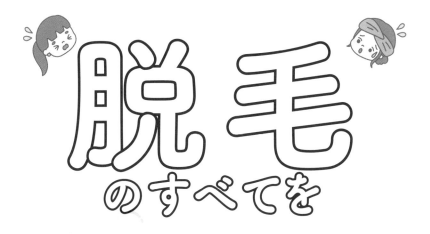

脱毛のすべてを教えてください！

林 隆洋

ビューティースキンクリニック理事長

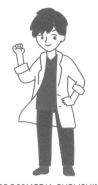

CROSSMEDIA PUBLISHING

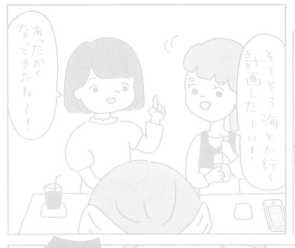
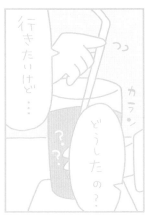
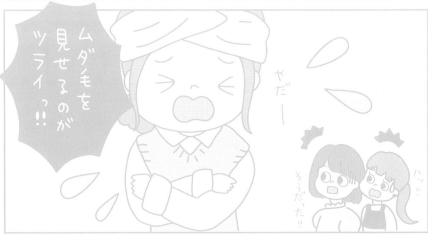
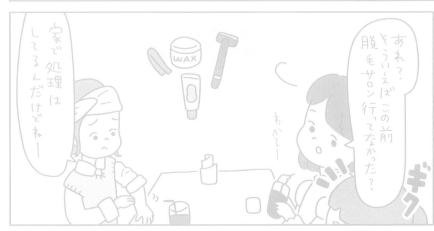

はじめに

ムダ毛がなくなれば、もっとキレイに、そしてもっとラクになれるのに……。

この本を手に取られたあなたは、多かれ少なかれ、そんな思いを抱えているかもしれませんね。

そのお気持ちは、痛いほどよくわかります。といいますのも、私自身にもムダ毛に思い悩み、苦労した経験があるからです。

私の人生は、医療脱毛によって救われたと言っても過言ではありません。このすばらしい医療脱毛を、少しでも多くの方々に経験していただきたい。ムダ毛の悩みから解放されることによって、さらに幸せになっていただきたい。そうした思いから、本書の出版に至りました。

私は現在、新宿・渋谷・池袋の3か所で、医療脱毛に特化した「ビューティースキンクリニック」を展開しています。そして、2016年の開業以来、10万人を超える患者さまの脱毛に立ち会ってきました。本書では、そうした経験のなかで得た知見をできるだけわかりやすくお伝えしたいと考えています。

近年、脱毛を扱うクリニックやエステサロンの数が急激に増えました。そのおかげで脱毛が身近になったのはすばらしいことですが、一方で、思うような脱毛効果が得られなかっ

　このような事態を回避できるよう、本書の Chapter 1 では
　　　　　　　　、Chapter 2 では
　　　　をまとめました。脱毛を検討するうえでぜひ、参考に
していただけますと幸いです。

　学生時代の私は、濃すぎる体毛を気にするあまり、半袖の
服を着ることがありませんでした。ムダ毛が見えやすい明る
い場所では、写真を撮ることもデートをすることも躊躇しま
した。
　そんな状況を一変させてくれたのが、医療脱毛です。医学
部に在籍している頃に医療脱毛の存在を知り、救いを求めて
施術を受けにいったところ、悩みの種だった体毛が見事にな
くなりました。
　そのおかげで私は、可能性の扉が次々に開いていくのを感
じたのです。ムダ毛を気にすることなく半袖を着て、いろい
ろな場所に出かけられるようになりました。明るい場所で友
達と写真を撮ることも、恋人とデートをすることも、おそれ
ずに楽しめるようになりました。
　大袈裟だと思う方もいらっしゃるかもしれませんが、医療
脱毛は私の人生を開花させてくれました。医療脱毛との出会

いがあったからこそ、前向きな気持ちで人生を切り拓けるようになり、いまの私があるのだと思っています。

　医療脱毛に魅せられた私はすぐに、脱毛を専門とする皮膚科医になることを決めました。そして、大学病院の皮膚科を経て、大手美容外科でも経験を積みます。
　ここでは、レーザー脱毛はもちろん自毛植毛手術も担当し、1000件以上の執刀を行いました。1件の手術につき何千本もの毛を扱い、顕微鏡を覗いてその組織の一つひとつを分離していく緻密な作業を通して、私はやがて、あらゆるタイプの毛の構造や性質などをイメージできるようになりました。
　また、自分の体を使ってあらゆる脱毛方法を試すことで、毛についての理解を深めてきました。毛への探求心はいまもなお衰えることがなく、日々、よりよい脱毛のあり方を追求し続けています。この本には、そんな私がムダ毛に悩む方々に伝えたい知識とメッセージをたっぷりと詰め込みました。

　未来のあなたがムダ毛の悩みから解放され、快適で幸せな時間を手に入れられることを、心から願っています。

脱毛で人生が
変わる！

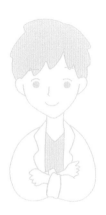

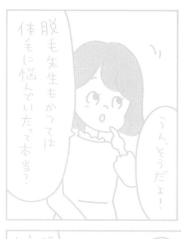

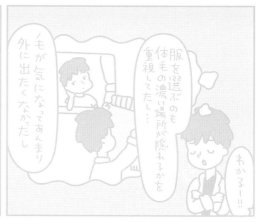

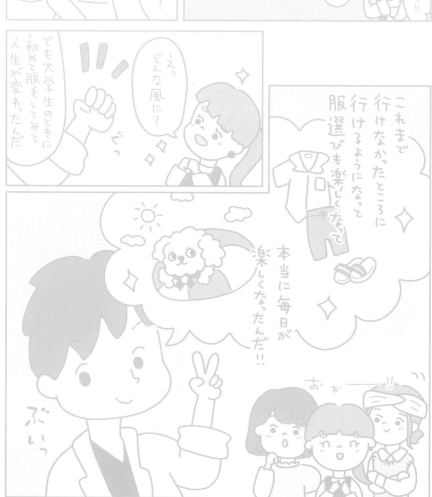

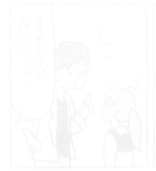

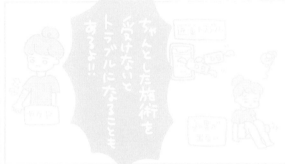

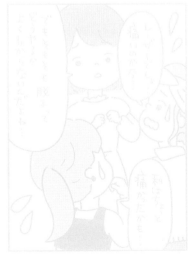

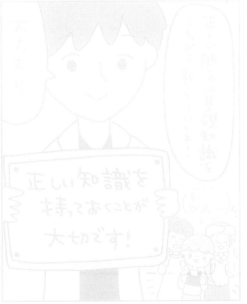

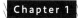

Chapter 2

効果的で安全な脱毛のために！

レーザー脱毛実践のポイント 67

ブックデザイン：林 陽子(Sparrow Design)
イラスト：こぴまこ
編集協力：ブランクエスト、谷 和美

Chapter

1

脱毛をはじめる前に知っておきたい

毛の基礎知識

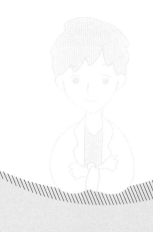

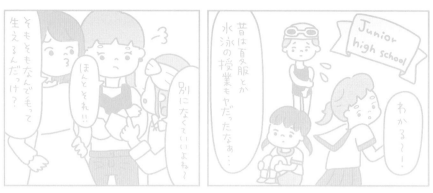

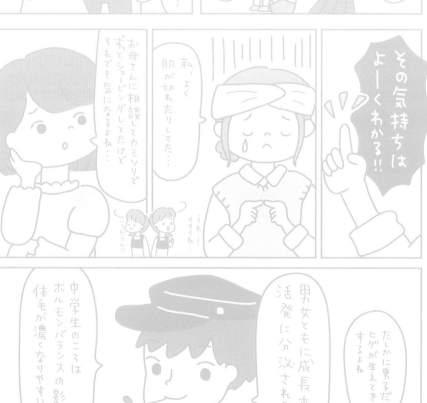

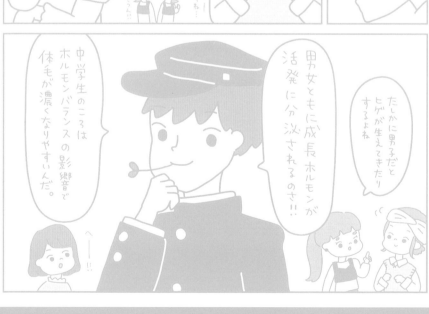

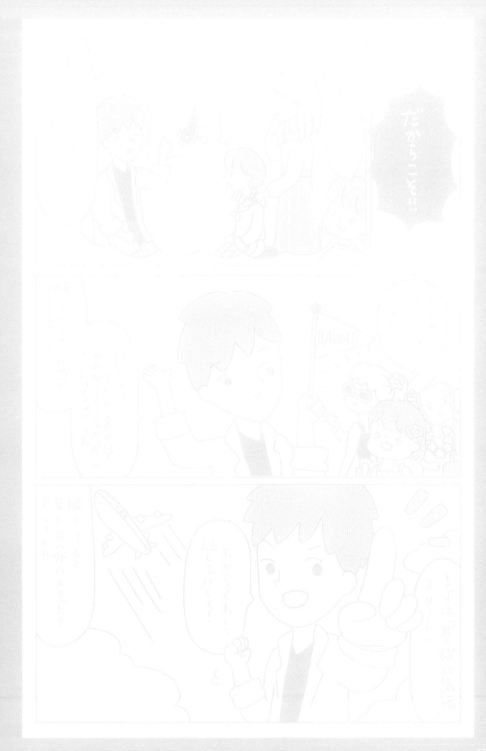

Q 体毛は なんのためにあるの?

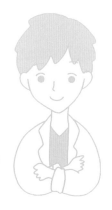

A 体を保護するためですが、現代ではほとんどの毛がその役目を果たしていません。

　毛には、体を守る役割があります。**紫外線や摩擦、衝撃などから体を保護したり、ゴミやウイルスなどの異物が入り込むのを防いだりするのが、毛の役目**です。たとえば頭髪は、頭に何かがぶつかったときにその衝撃をやわらげてくれます。まつ毛は目に、鼻毛は鼻に、異物が入らないようガードしてくれます。

　そのほかにも毛は、体温を調整する役割も担っています。羽毛や羊毛などを使用した服や寝具は、とても温かいですよね。それは、毛による断熱効果のおかげです。毛と毛の間には空気の層ができます。**空気の層には熱や冷気を断ち切って伝えにくくする断熱効果があり、熱が奪われるのを防ぐことができます。**毛を使用した素材が温かいのは、そうして体温を逃さないようにできるからなのです。

　ただし現代においては、そうした体毛の機能が不要になっている
パーツも少なくありません。デリケートゾーンを保護するための VIO
の毛は、下着の着用によって不要になりました。かつては体温保持に
役立っていた全身を覆う毛も、現在は服によってその役目を奪われて
います。まつ毛や鼻毛、頭髪などのように役目を果たし続ける毛があ
る一方で、時代とともに不要になるものも増えてきたのです。

　私たちの体はそうした変化を受けて、不要な毛が退化する過程にあ
るのかもしれません。教科書などで見た原始人の姿は、まるでゴリラ
のように全身が濃い体毛に覆われていたのではないでしょうか。下着
も服もないその時代、毛が必要不可欠なものだったことが想像できま
すね。

　**私たちの体毛の大部分はそうした時代の名残りであり、なくなった
ところで困ることはありません。**どうぞ安心して脱毛してくださいね。

脱毛すると、
汗をかきやすくなるの?

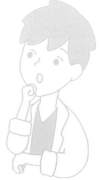

**毛がないことによって
汗の蒸発が遅れるため
「汗をかきやすくなった」と
感じる人がいますが、
実際の発汗量に変化はありません。**

「脱毛すると汗をかきやすくなる……?」という情報を耳にして、脱毛を躊躇する人もいますが、実際には、**汗のかきやすさと脱毛にはまったく関係がありません。**そのような情報が広がる理由としては、水分の蒸発を促進するという毛の作用にあります。

　水分は、表面積が大きくなるほど蒸発しやすくなります。紙と水を使って加湿をする、ペーパー加湿器を思い浮かべてみてください。ペーパー加湿器は、紙が吸い上げた水を自然に気化させることで空間に潤いを与えることができます。この加湿器には、電気式ほどパワーはありません。しかし、コップに入れた水をそのまま置いておく場合と比

毛がなくなると蒸発ペースが落ちるから
汗が増えたように感じられるかも？

べると、何十倍もの加湿効果を期待できるといいます。ペーパー加湿器の紙は、不織布などの繊維に加工をして表面積を増やした特殊なもの。その特殊な紙を、表面積が大きくなるよう立体的に形づくって水を含ませます。すると、多くの面から一斉に水が蒸発し、加湿効果が大きくなるのです。

　毛と汗においても、同じことがいえます。脇で考えれば、ペーパー加湿器の紙は脇毛、水は汗に置き換えられます。**脇から出た汗が毛の表面に付着すると、表面積が大きくなって蒸発しやすくなります。**毛がなくなると蒸発のペースがゆっくりになるため、まるで汗が増えたように感じられるわけです。**毛がなくなれば、汗が流れる様子がダイレクトに肌に伝わるため、量が増えたように感じられる**という理由もあります。

　ただし、**脱毛をしても汗が増えることはほとんどありません。**そればかりか、レーザー脱毛を行うと汗の発生源である汗腺にダメージを与えることができるため、わきがなど汗が原因となる体臭が軽減される傾向があります（100 ページ参照）。

Q 体毛は、どんな仕組みで 生えてくるの?

A 発毛の司令塔「バルジ」と 毛の製造工場「毛乳頭」、 毛の成長にかかわる「皮脂腺の開口部」 の働きによって体毛が生えてきます。

　毛は、毛包と呼ばれる皮膚の凹みでつくられ、そこから生えてきます。毛包の中には、毛の成長にかかわる重要な部分があります。それが、①バルジ、②毛乳頭、③皮脂腺の開口部の3つです。これら3つの働きによって毛はつくられ、抜けた後にも同じように新たな毛が生えてくるのです。

　近年の脱毛では、①のバルジだけを破壊すれば脱毛効果が得られるという説もありますが、実はこのバルジが厳密にどの部分にあるのかは確認されていません。そのため確実に脱毛するためには、司令塔である①のバルジと、製造工場である②の毛乳頭の周辺、そして毛の成長を促す③の皮脂腺の開口部、この3つを破壊する必要があるといわれています。

　レーザー脱毛をした後2～3週間ほどは毛が伸びてくることがあり

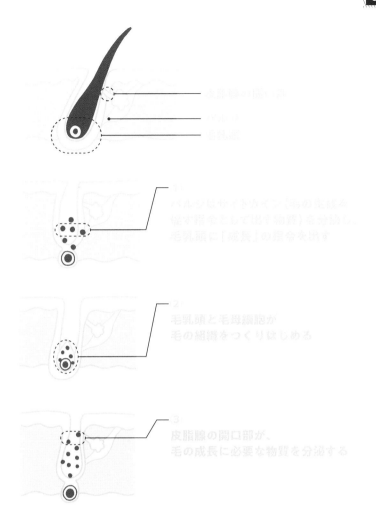

ますが、この現象は、バルジは破壊されたものの毛母細胞（毛のもとになる細胞）が残っているために起こると考えられています。バルジによる指令はストップしているものの、製造工場である毛乳頭の毛母細胞に蓄えられていた栄養が残っており、毛が伸びてきているのです。

　この場合、バルジからの指令は途絶えているため、蓄えられた栄養が尽きればポロポロと抜け落ちてきます。そして、その後も毛が生えてくることはありません。

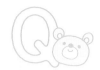

毛が生え変わる サイクルについて 知りたい!

毛周期と呼ばれる成長サイクルがあり、部位によって異なるペースで成長→退行→休止を繰り返しています。

　毛には、**毛周期**と呼ばれる成長サイクルがあります。

　私たちの体の毛は、いま生えているものだけではありません。皮膚の下には休止中の毛が控えているため、皮膚表面に見えている毛は氷山の一角。実は、**その約３倍もの毛根が皮膚の下に隠れており、時期が来れば生えるようになっている**のです。

　毛周期は３つの期間に分けることができます。それが、**成長期・退行期・休止期**です。

　成長期とは、細胞分裂が活発に起こり、毛の成長がはじまる時期。このとき、毛母細胞は活発に毛を生み出して上へと伸びていきます。**退行期は、毛母細胞の分裂が終わって毛穴が収縮していく時期です。**そして**休止期は、毛穴がさらに小さくなり毛が抜け落ちていく時期で**

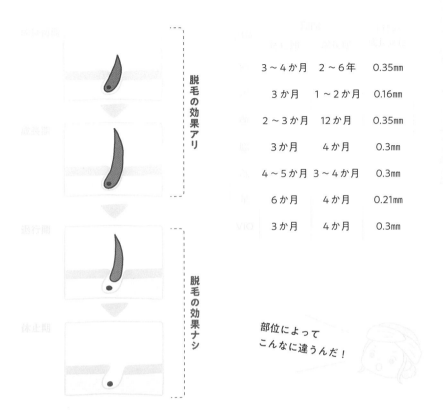

　す。この頃に、次の新しい毛を生み出すための準備がはじまります。

　毛周期は、部位によってサイクルが異なります。たとえば**頭髪の場合は成長期が2～6年ほども続きますし、眉の場合は1～2か月程度**です。**脇は4か月程度、腕は3～4か月程度**です。

　レーザー脱毛の場合は、毛の成長が止まっている退行期と休止期に施術を行っても脱毛の効果は得られません。成長期の毛にレーザーを照射することで、バルジや毛乳頭の働きを止めることができるからです。そのため、成長期に合わせて定期的なタイミングでレーザーを照射する必要があります。

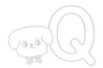

毛の生え方や量などは、人によって違うの?

一人ひとりの毛には個性があります。祖先の生活環境などにも影響を受けており、日本人特有の毛の特徴も見られます。

　毛の生え方や量はもちろん太さや色にも、そして、肌の性質にも個性があります。そのため、同じように脱毛施術を行っても、すべての人に同様の脱毛効果が出るとは限りません。だからこそ、一人ひとりの毛や肌の状態を見極めながら、適切な方法で脱毛をする必要があります。

　日本人をはじめとする東洋人の場合、皮膚が分厚くて色も濃く、毛は皮膚の中の深い位置から生えています。それに対して欧米人は、皮膚が薄くて色も淡いほか、東洋人と比べると皮膚の中の浅い位置から毛が生えています。

　ちなみに、クリニックで使用されているレーザー脱毛機器のほとんどは、欧米人の皮膚や毛の特徴に合わせて欧米でつくられています。そのため実は、日本人よりも欧米人のほうが、これらの機器による脱

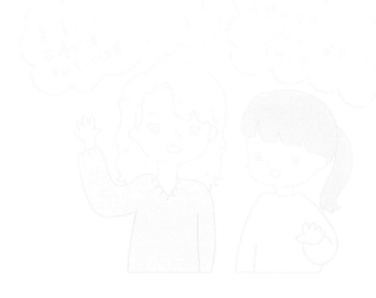

毛効果が高まる傾向があります。

　日本人の毛の生え方には、興味深い特徴があります。**欧米人と比較すると、二の腕から肩、背中にかけての皮膚が厚く、さらに毛が深く生えていることが多い**です。

　これは私の推測にすぎませんが、その理由は就寝環境の違いではないかと考えています。昔からベッドで眠る習慣があった欧米人と違って、私たち日本人は長年、床に敷いた布団で仰向けに眠っていました。そのため、就寝時に背中や肩、二の腕などにかかる荷重が大きくなり、その部分の皮膚が厚くなるとともに、保護するための毛が増えたのではないでしょうか。

　もしかするとそうした理由から、現在ではベッドで眠ることが多くなった私たちの二の腕や背中も、欧米人と比べて毛深い傾向があるのかもしれません。このように毛の生え方にはきっと、祖先の生活様式なども大きく影響しているのでしょうね。

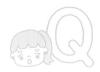

何歳から
脱毛してもいいの?

A
ホルモンバランスが安定し、
骨格や皮膚などの成長が完了した
18歳以降に
脱毛するのがおすすめです。

　近年では、子どもの脱毛にもニーズがあるようです。しかし私たちのクリニックでは、基本的に次の2つの理由から、18歳以上になってから脱毛することをおすすめしています。

　1つ目の理由は、体が成長過程にあるうちは、毛の状況が変化する可能性があるから。第二次性徴が終わる10代後半頃まではホルモンの分泌に波があるため、毛の量や質などに移り変わりが見られるのです。

　女性の場合、思春期を迎える小学校高学年頃にホルモン分泌が活発になります。その影響を受けて、脇などに毛が生えてくるほか、腰や背中をはじめとして全身の毛が濃くなる傾向があります。

　しかし、その時期に脱毛をしたところで、ホルモンバランスが安定していないうちは再び発毛する可能性があります。また、ホルモンバ

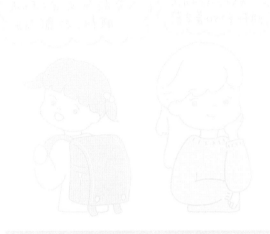

成長過程は
毛の状況が
変わりやすいよ！

ランスとともに毛の状態も変化するため、脱毛をしなくても数年後にはそれほど気にならなくなっているという可能性もあります。

　2つ目の理由は、皮膚の成長を妨げるリスクを軽減するため。毛幹の細胞は、周辺の皮膚の形成などを促す成長シグナルを出すといわれています。そのため、骨格や皮膚などが成長過程にある子どものうちに無毛状態になると、皮膚などの成長が阻まれる可能性が少なからずあるのです。

　とはいえ、毛の生え方には個人差があり、自分の毛深さに強いコンプレックスを抱える子どももいます。見るからに毛が多く、それが理由で学校に行けなくなったり、半袖の服を着られなくなったりするほど深刻に思い悩むケースもあります。

　私たちのクリニックではそうした場合、ある程度の減毛（28ページ参照）をご提案するようにしています。完全な無毛にしてしまうと、その後の発育に支障をきたす可能性もあります。**毛の状態を見ながら、コンプレックスを解消できるような減毛を行うといいでしょう。**

脱毛、減毛、抑毛、除毛……。一体何が違うの？

A ある程度の毛を
半永久的になくすことを
「脱毛」といいます。
少し減った程度であれば「減毛」です。

　ムダ毛ケアには、脱毛だけでなく、**減毛、抑毛、除毛**といったバリエーションがあります。これらは一体どのような違いがあるのでしょうか。

　まず「**脱毛**」は、レーザーを照射するなどして根本的に毛をなくす**方法**をいいます。ただしそのとき、**効果が不十分なため多少の毛が減った程度**という場合は「減毛」といいます。もともと10本あった毛が8本になったくらいであれば、減毛と表現されることが多いでしょう。

　しかしこのとき、「少しでも毛が残っていれば（脱毛ではなく）減毛」

という厳密なルールがあるわけではなく、その時々で意味合いは変わります。というのも、誰もが完全な無毛状態を目指しているわけではないからです。

　米国電気脱毛協会による定義では、永久脱毛は「最終脱毛から1か月後の毛の再生率が20％以下の状態」とされています。つまり、再生する毛が全体的に少ない状態に到達すれば「脱毛」というわけです。それに対して、ある程度の毛が残った状態であれば「減毛」と捉えることになります。

　続いて**「抑毛」は、ムダ毛を完全になくすのではなく、あくまでも一時的に目立たなくするための方法**です。具体的には、エステサロンなどで提供されている光脱毛のほか、家庭用脱毛器などを使う方法があります。この方法ではバルジや毛乳頭を破壊できないため、脱毛効果は期待できません。

　そして**「除毛」は、肌表面に見えているムダ毛の処理を行う方法**です。カミソリや電気シェーバー、除毛クリームなどを使って、いま生えている毛を除去することをいいます。この場合、皮膚の内部にまで影響が及ばないため、毛が伸びてくると元に戻ります。

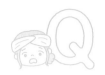

カミソリを使った
ムダ毛ケアは、
肌に悪いの？

毛を剃ると同時に
肌の表面をはがしてしまうため、
大きな負担になります。

　ムダ毛のセルフケアにはさまざまな方法があり、それぞれにデメリットがあります。

　最も手軽なのは、カミソリで剃る方法。ただし**この方法は、肌に大きな負担がかかります**。どれだけ気をつけていても、**シェービングの際には肌の表面がはがれてしまう**のです。シェービング後は何の問題もないように感じられたとしても、肌の表面が傷だらけになっていることもあります。ときには、表皮に傷がついて出血し、痛みが出ることもあります。

　どうしてもカミソリによるケアをしたいなら、**肌に負担がかかりやすい一枚刃ではなく、三枚刃のものなどを使うことをおすすめ**します。剃るときにはシェービングクリームを使用し、毛の流れに沿ってやさ

　しく処理しましょう。毛の流れに沿って剃ることで、肌を削りにくくなることに加え、剃った毛の断面が斜めになり、伸びてきた毛が目立ちにくくなる効果も期待できます。

　肌のダメージをさらに減らしたいのなら、カミソリではなく電気シェーバーを使うといいでしょう。**電気シェーバーであれば、刃の部分が直接肌に触れませんから、肌を削るリスクを軽減することができます。また風呂場などの暗いところでは、肌を傷つけるリスクがあるので注意しましょう。**

　シェービングをした後は、しっかりと保湿をして肌をいたわってください。肌を洗ったり拭いたりする際には、できるだけこすらないように注意します。ただし、どれだけ丁寧にケアをしても肌のダメージをなくすことはできませんから、頻繁なシェービングは控えることをおすすめします。

毛抜きや脱毛ワックス、家庭用脱毛器によるケアのデメリットは？

**毛抜きや脱毛ワックスは
痛みも強く、
肌への負担も大きくなります。
家庭用脱毛器は、
一時的な効果しか得られません。**

　ムダ毛のセルフケア方法には、カミソリや電気シェーバーを使う以外に、**毛抜き、脱毛ワックス、家庭用脱毛器**などを使うやり方があります。

　毛抜きを使って1本ずつ毛を抜く方法は、抜くときに痛みをともなうばかりでなく、時間や手間もかかります。また、毛根や毛穴に強い負荷がかかるため、皮膚の下に毛が埋もれる「埋没毛」の状態になってしまうこともあります。

　埋没毛は、埋もれた毛を取り出さなければ治すことはできません。

しかし、埋もれた部分を無理やりほじくり出そうとすると、肌に傷がつき、さらなる埋没毛の原因をつくってしまうことも考えられます。**その際の消毒が不十分であれば、炎症を起こしたり、色素沈着を起こしてしまうこともあります。**放置していれば自然に治ることもありますが、何年もそのままになる可能性もあります。

　埋没毛を取り出したいのなら、皮膚科で処置を受けるほか、埋没毛の原因となる毛そのものをなくすべく脱毛をするのもひとつの手です。埋没毛の部分に医療脱毛のレーザーを照射すると、その後は一時的に炎症が起こりますが、時間とともに治癒してきれいになり、その後は毛が生えなくなります。

　続いて、脱毛ワックスを使ったケア方法を見てみましょう。**脱毛ワックスは、正確にいうと脱毛を行うことはできず、得られる効果は除毛にすぎません。**除毛したい箇所にワックスを塗り、その上にシートを密着させて一気にはがすことで毛を根こそぎ抜くことができます。ただし、**ワックスをはがすときの痛みが強いほか、その後のヒリヒリ感や腫れ、出血などが続いたり、埋没毛を招いたりすることもあります。**

　家庭用脱毛器の場合は、毛抜きや脱毛ワックスと比べると肌への負担は少なくなります。ただし**その効果については、誤解されやすいのですが、半永久的に続くものではありません。**家庭用脱毛器は、医療レーザー脱毛の機器とは違って安全性と効果を両立するのが難しく、安全性を優先すると、バルジや毛乳頭を破壊するほどの効果は期待できません。そのため、一時的には毛が減ったことを実感できるかもしれませんが、時間が経てば再び毛が生えてくるのです。

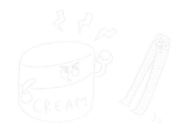

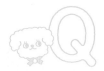

医療脱毛とエステ脱毛、何が違うの?

エステサロンは医療機関ではないため、パワフルな脱毛器を使用できないことから、期待できるのは一時的な抑毛効果です。

　ムダ毛の自己処理に限界を感じてプロによる脱毛を受けようと思ったとき、2つの選択肢があります。それは、**クリニックに行くか、それともエステサロンに行くか**というものです。

　両者は、施術内容に大きな違いがあります。**クリニックで行われているのは、レーザーを照射して半永久的に毛が生えないようにする「脱毛」**。それに対して**エステサロンで行われるのは、光を照射して一時的に毛が生えないようにする「抑毛」**です。
　クリニックで用いられている脱毛器は、厚生労働省によって医療機関のみが取り扱いを許可されたパワフルなもの。**レーザーを使ってバルジや毛乳頭に熱ダメージを与え、破壊することで脱毛を実現するこ**

クリニックの
レーザーは
パワフルなんだね！

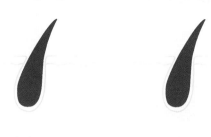

とができます。レーザーが使えない場合には、電流を使って発毛組織を破壊する針脱毛（44 ページ参照）を行う場合もあります。

　しかし、**エステサロンは医療機関ではないため、クリニックと同様の機器を使用することができません。**採用されているのは、フラッシュ脱毛や IPL 脱毛と呼ばれる方法。光によって毛にアプローチし、光が吸収される際に生じる熱で毛根にダメージを与えます。エステサロンでは医療行為を行えないため、ヤケドなどのリスクをなくすべく、弱いエネルギーの光しか使えません。具体的には、**家庭用脱毛器と同程度のエネルギーで施術を行うしかない**のです。

　その結果、ある程度の抑毛効果は得られるものの、半永久的に効果が続く「脱毛」は期待できません。また、クリニックでは医療従事者が照射を行っており、万が一トラブルがあっても医師がすぐに対応できますが、エステサロンで照射を行うのは医療従事者ではありません。**医療機関ではないため、トラブルがあった際に医師による処置ができないというリスクもあります。**

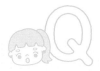

エステ脱毛でヤケドを
しやすいのは、なぜ？

A
エステ脱毛の光で
発毛組織を破壊するには、
ヤケドをするほどの強力なエネルギーを
照射する必要があるからです。

　35ページでは、エステ脱毛のときには家庭用脱毛器と同等の弱い
エネルギーの光しか照射できないということをお伝えしました。それ
では具体的に、どのような光を照射しているのでしょうか。

　医療脱毛で用いるレーザーとエステ脱毛で用いる光は、一見すると
似ていますが、その性質は大きく異なります。たとえるならば、**医療
脱毛のレーザーには「鍋の中のシチューのうち、牛肉だけを集中的に
加熱できる機能」が搭載されているようなもの**。エステ脱毛の光には
その機能がないため、牛肉の加熱を目的として照射をしても、シチュー
全体が温まってはじめて牛肉が少しずつ温かくなります。無理やり牛
肉を温めようとして高熱を加えると、肉が温まる前にシチューが焦げ
てしまいます。

鍋全体が
温まっちゃう……

牛肉だけが
ピンポイントで
温まった！

　この状態を脱毛に置き換えて考えてみましょう。医療脱毛のレーザーは、皮膚の中の発毛組織に対して集中的にエネルギーを伝えることができます。そのため、**皮膚表面にヤケドなどのダメージを与えることなく、効率的に発毛組織を破壊して脱毛ができます。**

　しかしエステ脱毛の光は、広く浅く皮膚に伝わります。そのため、皮膚内部にある発毛組織を破壊するほどのエネルギーを届けることができません。**破壊するために無理やりパワーを強めると、皮膚表面のヤケドを招いてしまうことがあります。**

　レーザーと光のこうした特性について、より具体的に説明してみましょう。まず、レーザーは単一の波長で構成されており、光がほとん

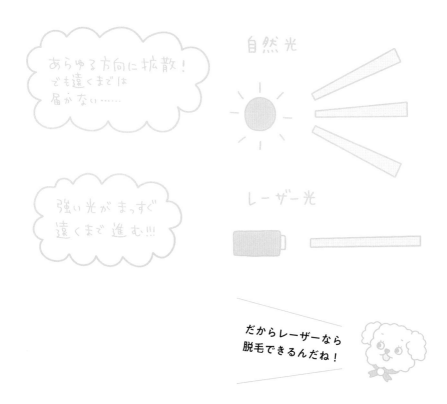

自然光

あらゆる方向に拡散！
でも遠くまでは
届かない……

レーザー光

強い光がまっすぐ
遠くまで進む!!!

だからレーザーなら
脱毛できるんだね！

ど広がらず、同じ方向にまっすぐ進むという特徴があります。たとえ
ば自然光である太陽光にはたくさんの種類の色が混ざり合っており、
その光が伝わるときにはいろいろな方向に拡散されるため、遠くまで
届きません。その点レーザーは、特定のひとつの色の光でできており、
伝わるときには一方向に向かってまっすぐに進みます。そのため、強
いエネルギーを持った光を遠くまで届けることができます。

　また、レーザーが持つ単一の波長には、組織選択性が高いという特
徴もあります。これは、特定の組織のみにエネルギーを伝える力があ
るということです。レーザーを照射すると、70℃近い高温のエネル
ギーを発毛組織周辺に集中して与えることができます。毛の主成分で
あるタンパク質は、70℃前後の熱を与えれば破壊することができま

レーザーっていえば、
球場ライブのレーザー光も、
外野まで届くくらい
強いよね？

そう！　レーザー脱毛も
それと同じで、
「強い光がまっすぐ届く」
という性質がわかるね！

す。**レーザー脱毛では、このようなレーザーの特性をうまく利用して
発毛組織にダメージを与え、毛が生えない状態に導いているのです。**

　それに対して、エステ脱毛で照射する光は、そのエネルギーが弱い
ばかりでなく、太陽光のように拡散されてしまい、発毛組織を破壊で
きるほどのダメージを与えることができません。発毛組織に対して
70℃の熱を加えようとすれば、それよりも先に、皮膚にヤケドを負っ
てしまいます。鍋の中のシチューをイメージしながら、その仕組みを
理解してくださいね。

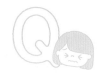

激安のエステ脱毛、効果はあるの?

抑毛効果は得られますが1回限りの施術で十分とは考えにくく、何度も通ううちに高額になることもあります。

　エステサロンで行われている脱毛メニューのキャンペーンには、驚くほど安いものがあります。なかには100円未満で施術を体験できるものまであり、魅力的に感じる人も多いことでしょう。

　そうした**激安キャンペーンで受けられるメニューは、必ずしも効果が低いとは限りません。**少なくとも、エステサロンが通常価格で提供している施術と同等の体験ができる可能性は高いでしょう。しかし、34ページでもご紹介したように、エステサロンが提供できるのはあくまでも抑毛です。**クリニックで行われている脱毛のような半永久的な効果は期待できず、一時的に毛を減らすことしかできません。**

　とはいえ、それは決して悪いことではありません。たとえば、一時的にムダ毛の自己処理回数を減らしたい人であれば、エステサロンで

「安さ」よりも
「どうなりたいか」が
大事！

　の抑毛で十分ということもあるでしょう。また、結婚式当日など特定
の日だけを毛がない状態にしたいという人、肌質などがレーザー脱毛
に適さない人（42 ページ参照）なども、エステサロンなどで行う抑
毛が適しています。つまり、**必ずしもエステ脱毛が悪いわけではなく、
その特性を理解したうえで必要に応じて選択すればいいのです。**

　ただし、安価で体験ができるからといって、それが最終的にお得な
のかどうかは怪しいところです。初回に限っては確かに安いのですが、
1 回きりの施術でそれほどの効果が得られるはずはなく、結局は何度
も通わなければなりません。そうして 10 回コースなどを契約すれば、
1 回あたりの料金は決して安くない額になります。**エステサロンでは
そうしてコース契約などにつながることを見込んで、廉価なキャン
ペーンを実施している**ケースもあるのです。

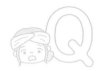

レーザー脱毛が効かない人は、どうすればいい？

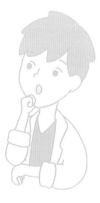

肌質によっては
医療脱毛が適さない人も。
光脱毛や針脱毛などの手段を
検討してみてください。

　半永久的な脱毛効果を期待するなら、レーザー脱毛がおすすめです。しかしなかには、肌質などがレーザー脱毛に適さない人もいます。

　脱毛効果を得るためには、バルジや毛乳頭などの細胞を破壊するだけの熱エネルギーを肌に与える必要があります。肌に対してある程度の負荷をかけなければならないのです。そのため当然、肌質によってはその負荷の強さに耐えられない場合もあります。

　私たちのクリニックで脱毛を希望する患者さまを拝見していても、約20％は医療レーザー脱毛に適さない肌質をお持ちであるため、より負荷が少ない光脱毛（エステサロンでの施術を受ける、家庭用脱毛

器を使用するなど）や、針脱毛をおすすめするようにしています。

　針脱毛については44ページで詳しくご紹介しますが、これは、**レーザーでは処理できないムダ毛を確実に脱毛できる方法**です。レーザー脱毛のレーザーは皮膚内部のメラニン色素に反応するため、もともとの肌色が濃すぎる場合などは肌全体にレーザーが反応してヤケドをするおそれがあります。同様に、肌色が濃い部分（乳輪まわり、ホクロやアザ、アートメイク、タトゥー、色素沈着、日焼けなどがある部分）にもレーザーを照射することができません。
　また、白髪になっている場合はメラニン色素がないためレーザーが反応せず効果を得られませんし、眉まわりの照射については目を傷める危険性があるため控えたほうがいいでしょう。

　そのような状況で効果を発揮するのが、針脱毛です。**一つひとつの毛穴に絶縁針を挿入し、高周波の電流を流してバルジや毛乳頭を破壊することで、どんな毛であっても確実に脱毛できる**のです。

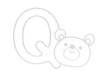

針脱毛って、
どんな施術なの?

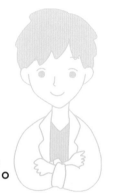

専用の針を毛穴に挿入し、
電流を流すことで
確実な脱毛ができる施術です。

　43ページでもご紹介したように**針脱毛は、レーザー脱毛では処理できないムダ毛を確実になくす方法です。**毛穴に絶縁針を挿入し、高周波の電流を流すことで発毛組織にダメージを与えて脱毛します。

　ただし、針脱毛の施術を受けられるクリニックは決して多くありません。私たちのクリニックでは針脱毛の専門看護師を育成し、最も安全とされる医療絶縁針脱毛器を導入したうえで針脱毛を提供していますが、同様の環境を備えるクリニックは全国でもわずかです。

　針脱毛を希望するときに特に注意していただきたいのは、エステサロンではなくクリニックを選ぶという点です。

　エステサロンは医療機関ではないため、針脱毛を提供することは許可されていません。それにもかかわらず一部のエステサロンでは、美容電気脱毛と呼ばれる針脱毛を提供しています。美容電気脱毛は、使

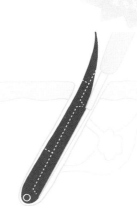

コーティング部
皮膚の表面は破壊されず
痛みが少なく跡が残らない

金属部
毛乳頭と中部毛包を
破壊するので
永久脱毛できる

用する機器の効果が弱いことに加え、強い痛みやヤケドを引き起こすことがあります。また、滅菌されていない針を使用することによって感染症を招いたりするリスクもあります。

　針脱毛は、医師の管理下で医療従事者が施術することが定められています。**安全で効果的な針脱毛のためには、エステサロンではなくクリニックを選ぶことが不可欠なのです。**

　針脱毛を行うにあたっては、3㎜程度は毛を伸ばしておく必要があります。施術 10 日前からは抜毛や剃毛をやめ、脱毛に備えましょう。

　針の表面には特殊コーティングが施され電気を通さないため、ヤケドのリスクは低いものの、レーザー照射と比べると痛みを強く感じる可能性があります。

　施術時に感じる痛みは二段階になっています。まずは針を挿入するときのチクッとした痛み、続いて、電流を流すときのパチッとした痛みです。痛みが気になる場合は、笑気ガス麻酔や塗る麻酔などで痛みを和らげることもできます。脱毛後は、皮下にジワジワとしたほてりをともなう痛みを感じることがあります。

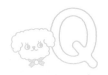

クリニックを
選ぶときに着目する
ポイントは？

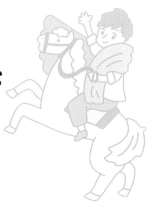

機器を確認しましょう。
ジェントルマックスプロを
使っていれば
効果が出る可能性は
高いといえるでしょう。

　まずは、使用している機器に着目してみてください。

　私たちのクリニックでは、ジェントルマックスプロ、ライトシェアデュエット、ソプラノチタニウム、メディオスターという４種類の機器を導入しており、患者さまの肌質や毛質に合わせて使い分けています。

　なかでも主戦力となっているのが、ジェントルマックスプロ（48ページ）です。SNSなどでも話題となり人気が高い機器なので、ご存じの方もいらっしゃるかもしれませんね。**日本人の患者さまの８割近**

この2つの
ポイントは
マスト！

くは、ジェントルマックスプロを使った脱毛で十分な効果があらわれ
ます。残る2割ほどの患者さまは、肌質や毛質がジェントルマックス
プロには合わないため、他の機器を使用したり、レーザー脱毛以外の
方法をおすすめしたりすることになります。

　そのため**クリニックを選ぶ際にはまず、ジェントルマックスプロを
使用しているかどうかをひとつの基準にするといいでしょう。**ジェン
トルマックスプロがあれば、適切な脱毛施術を受けられる可能性が高
まります。

　できれば**予約をする前に、ホームページなどを確認して機器の種類
を確認しましょう。**さらに、その機器を使用する理由が書かれている
かどうかにも注目してみてください。実はこの部分はとても重要で、
レストランのホームページでたとえるなら、使用する食材やその魅力
などを表現している部分にあたります。

　真摯な姿勢で食材を選ぶレストランであれば、上質な料理を提供し
ている可能性も高まりますよね。**脱毛施術を受けるクリニックを選ぶ
際にも同様に、使用する機器やその理由について、丁寧に説明してい
るかどうかを見てみるといいでしょう。**

ジェントルマックスプロ はなぜ、 多くの人に効果的なの?

日本人の毛質や肌質に合いやすい レーザーの種類や 照射方法を駆使して 施術ができるからです。

　医療脱毛の際に使用するレーザーには、**アレキサンドライトレーザー、ダイオードレーザー、ヤグレーザー**という3つの種類があり、それぞれ波長が異なります。レーザーの波長は、短くなるほどエネルギーが高まり吸収率が上がります。3つのレーザーの波長は短い順から、アレキサンドライトレーザーが755nm、ダイオードレーザーが800nm、ヤグレーザーが1064nm。つまり、**アレキサンドライトレーザーが最もエネルギーが高く吸収率が高い**ということになります。

　波長が長いヤグレーザーは遠くまで届くため、発毛組織が皮膚の奥深くにある場合は効果的です。しかし遠くまで届く分、エネルギーが

分散されて吸収率が低くなり、それにともなって効果も低くなります。ダイオードレーザーの波長は、ヤグレーザーとアレキサンドライトレーザーの間の長さです。

　そして、アレキサンドライトレーザーは、多くのクリニックで使用され、患者さまからの注目度がいま最も高いレーザーです。**このレーザーが広く支持されているのは、多くの日本人の発毛組織を効率よくパワフルに破壊できる波長を持っているからだといえます。**

　これらの波長を用いるときの照射方法には、**熱破壊式**と**蓄熱式**の2種類があります。**熱破壊式は、高出力のレーザーをワンショットずつ照射することで、肌の奥深い位置にある毛母細胞や毛乳頭を瞬時に破壊する方法**です。そして**蓄熱式は、低出力のレーザーを連続で照射することによってバルジやその周辺の組織に熱を蓄え、ダメージを与える方法**です。この場合、照射されるレーザーは低出力であるため痛みを感じにくく、じんわりとした温かさを感じる程度です。それに対し

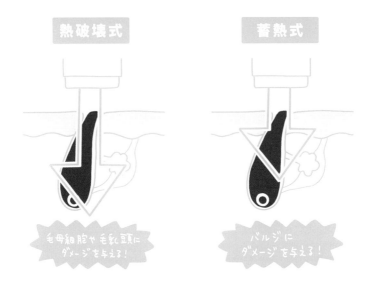

熱破壊式　　　　　　　蓄熱式

毛母細胞や毛乳頭に
ダメージを与える！

バルジに
ダメージを与える！

　て熱破壊式は高出力のレーザーを照射するため、蓄熱式と比べると肌
への刺激が強くなる傾向があります。
　また、メラニン色素に強く反応する熱破壊式は濃く太い毛に効果的
であり、メラニン色素の量に左右されにくい蓄熱式は産毛などにも効
きやすいという特徴があります。しかし基本的には、**どちらの照射方
法を使っても効果に大きな違いはありません**。熱破壊式は毛母細胞や
毛乳頭を、蓄熱式はバルジをメインターゲットにしてダメージを与え
ますが、いずれかを破壊するだけで脱毛は可能になるからです。

　肌質や毛質には、それぞれ個性があります。色白な肌の人もいれば、
浅黒い肌の人もいます。毛の色や太さ、生え方や生える位置の深さも
異なりますし、同じ人でも部位によっては違いが出てきます。
　多くのクリニックで導入されているジェントルマックスプロは、そ
うした違いを加味したうえで日本人の8割近くに効果的な脱毛ができ
る装備を備えています。**アレキサンドライトレーザーとヤグレーザー
を熱破壊式によって照射できるうえ、照射したエネルギーの時間的長**

機械によって
レーザーの種類や
効果が違うんだ！

さであるパルス幅も自在に調整することができます。だからこそ、肌
質や毛質、部位に合わせてこうしたレーザーの種類や照射方法を使い
分け、さらには出力やパルス幅などを調整しながら施術を行うことで、
たくさんの患者さまの期待に応えられるのです。

　また、ジェントルマックスプロには、皮膚冷却システムも搭載され
ています。施術時に噴射される冷却ガスによって、痛みを軽減すると
ともに皮膚の保護も行うことができます。そのため麻酔が不要なうえ、
ジェルの塗布や拭き取りといった手間も省くことができます。皮膚へ
のダメージも軽減でき、不快感も少なく手軽である点も、ジェントル
マックスプロが支持される理由のひとつでしょう。
　私たちのクリニックでは、ジェントルマックスプロを主戦力として、
ほかにも３種類の脱毛機器を活用しています。これらを駆使すること
で、使用できるレーザーの種類や照射方法にもバリエーションが生ま
れ、より多くの患者さまの肌質や毛質にフィットした施術が可能にな
るのです。

施術料金が
高額であるほど、
効果も高くなるの？

施術料金と効果は比例しません。
安すぎず高すぎない
1部位あたり4000円～
を目安にしましょう。

　施術料金と効果は、必ずしも比例するとは限りません。安すぎたり高すぎたりする施術にはそれなりの理由がありますから、適正価格のクリニックを選ぶことをおすすめします。

　レーザー脱毛の適正価格については、ヘアサロンでカットをする際の施術料金を目安にするといいでしょう。ヘアサロンにもいろいろありますから料金はピンキリですが、目安としては4000円～といったところでしょうか。レーザー脱毛についても、1部位あたりの施術料の最低ラインがこれと同等だと考えるといいでしょう。

「ヘアサロンのカット
と同じくらい」
と理解しよう！

　なかには、これよりも大幅に安い料金を設定しているクリニックも
あります。しかし、安すぎる料金には裏があることが多いのも事実で
す。

　レーザー脱毛の施術は医療従事者によって行われており、さらには
医師の管理下で安全性を担保しています。また、ジェントルマックス
プロなど高品質な脱毛機器は高級外車並みに高額です。高級外車をレ
ンタルしてプロのドライバーに運転を依頼すれば、たとえ10分でも
500円では難しいですよね。10分ほどで完了する脇脱毛の最低料金
が4000円〜というのは、そうした理由からです。**料金が安すぎる
場合は、使用機器か施術者のいずれかに理由があるか、脱毛以外のメ
ニューの勧誘や高額なコスメなどの営業にあう可能性も考えられま
す。**

　また、**高すぎる料金にも要注意**です。機器の金額や医師・施術者の
人件費はおおよそ決まっていますから、上乗せされている分のお金は
広告費などにあてられている場合もあります。

Q

料金と使用機器のほかに、
クリニック選びで
重視すべきポイントは?

A

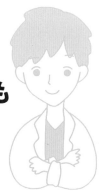

脱毛期間を長引かせず
費用対効果をよくするためにも
予約のとりやすさを
重視しましょう。

　医療脱毛を受けるクリニックを選ぶとき、どのようなポイントに着目すればいいでしょうか。使用機器（46 ページ参照）や料金（52 ページ参照）に加えて、**ぜひ重視してほしいのが、予約のとりやすさ**です。

　予約のとりやすさについて私は、施術レベルと同じくらい重要なポイントだと考えています。医療脱毛は、繰り返しクリニックに足を運んで照射を受けなければ、結果につながりません。だからこそ、スムーズに予約がとれてタイミングよく施術を受けられるというのが、とても大切なのです。

タイミングよく
施術を受けられる
こともポイント！

「予約がとれないクリニック」というと、多くの患者さまから支持されている証しのようにも感じられ、好印象を持たれることもあります。しかしそうしたクリニックは、医療脱毛をするにあたっては避けたほうがいいでしょう。

予約がとれないせいで照射のタイミングを逃し、脱毛完了までに無駄に長い時間がかかるのは考えものです。本来であれば８か月程度で完了するはずの脱毛が、予約がとれないせいで２年かかってしまったとしたら……。たとえ施術料金が安くても、決して費用対効果がいいとはいえません。**予約のとりやすさについては、ホームページやクチコミなどを確認するほか、カウンセリングなどの機会に聞いてみることをおすすめします。**

また、流行のクリニックだからといって、施術レベルが高くて安心とは限りません。人気の美容クリニックのなかには、医療脱毛以外の施術に重点を置いているところもあります。そのため、**医療脱毛に特化したクリニックを選ぶことも安心材料になる**でしょう。

私たちのクリニックでは医療脱毛をメインメニューとしており、満足度の高い施術を提供することはもちろん、料金や予約のとりやすさにも配慮してきたことで、多くの患者さまにご好評をいただいています。

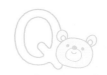

ムダ毛が病気の
原因になることも
あるって本当?

A 毛の存在によって
感染リスクが高まる病気は
決してめずらしくありません。

　ムダ毛が引き起こす病気のひとつに、毛巣洞があります。**毛巣洞は、おしりや脇などに生えている毛が皮膚の中に入り込み、その部分に膿が溜まる病気**です。

　車の運転などによって長時間揺られながら座って過ごす人がかかりやすく、アメリカでは、ジープに乗る軍人に多く見られたことから「ジープ病」とも呼ばれてきました。毛が多く肥満ぎみの男性に多い病気ですが、女性にも見られることがあります。

　振動などによって毛がある部分の皮膚がこすれると、皮膚の内部に毛が入り込みます。その部分に細菌が侵入して感染が起こると、痛みや腫れが生じたり、膿が出てきたりします。軽症であれば抗菌薬の服

毛巣洞は
中東の人に多いよ

用などで改善することもありますが、悪化すると手術が必要になって
しまいます。

　毛があることによって性感染症にもかかりやすくなります。たとえ
ば毛ジラミはその名の通り、毛に寄生するシラミの一種です。1～2
か月ほどの潜伏期間を経て発症し、強いかゆみが出るため、掻きむし
りによって傷や湿疹ができることも少なくありません。**放置すると繁
殖を繰り返して感染が広がるため、早めに治療することが重要です。**
　ヒトパピローマウイルス（HPV）や、それによって引き起こされる
尖圭コンジローマなどの性感染症もまた、毛によって感染リスクが高
まります。ヒトパピローマウイルスは性交渉によって皮膚や粘膜にあ
る細胞に感染します。そのため、VIOの毛によってデリケートゾーン
の清潔が保たれず蒸れたり汚れたりしたままになっていると、ウイル
スが繁殖しやすくなり感染を招きやすくなるのです。ヒトパピローマ
ウイルスは、子宮頸がんや外陰がん、膣がんなどを引き起こすことも
あります。性器や肛門のまわりに尖圭コンジローマと呼ばれるイボが
でき、悪性化する場合もあります。
　**毛巣洞と毛ジラミについては、脱毛によって予防することができま
す。ヒトパピローマウイルスや尖圭コンジローマなどへの感染リスク
も、脱毛することで軽減できるでしょう。**

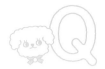

寝たきりになったときや出産のとき、VIOの毛があると困るの?

VIOの毛がある状態では デリケートゾーンの清潔を保ちにくく 感染症を引き起こすこともあります。

　40〜50代ではじめる人が増えている「介護脱毛」は、将来的に介護される立場になることを見据え、排泄時のケアの負担を減らすために行うVIO脱毛のことをいいます。

　年齢にかかわらず、自分で排泄ケアができない寝たきりなどの状態になったときには、デリケートゾーンを清潔に保つのが難しくなります。VIOの毛が多い状態ではなおさら、汚れがついたり蒸れたりしやすいため、雑菌が繁殖しやすくなります。すると、感染症を引き起こし、毛嚢炎などが広がって肛門周囲膿瘍と呼ばれる膿が溜まった状態になることもあります。ひどい場合には、激しい痛みをともなったり、がん化したりすることもありますから注意が必要です。

　また、出産のときには会陰切開が行われることがありますが、その

出産のときに
シェービング
することもあるよ！

場合はすばやく出血を止めるためにもスピーディーに縫合をしなけれ
ばなりません。そのときに毛が邪魔をしていると、皮膚の中に毛が縫
い込まれてしまうことがあります。そうして縫い込まれた毛が菌の感
染源になり、体内に感染が広がる場合があるのです。こうしたリスク
を避けるために、出産前にシェービングの指示をする医師もいます。

　このような状況は、VIO脱毛によって防ぐことができます。**本来は
デリケートゾーンを保護するために発達したはずのVIOの毛ですが、
現代においては清潔を保つうえで邪魔になることがあります。**介護や
出産のタイミングは計画通りに訪れるとは限りませんし、白髪になっ
てしまうとレーザー脱毛ができなくなりますから、早いうちに脱毛を
することで将来の安心につながるのではないでしょうか。
　**VIO脱毛は、ハイジニーナと呼ばれる全脱毛をされる方が多いで
すが、一部の毛をご希望の形状で残したり**（76ページ参照）、**毛質を
細くしたり、毛量を減らしたりすることも可能**です。どのように脱毛
したいのか、カウンセリング時などにご相談されることをおすすめし
ます。

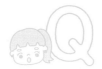

中途解約や
クーリングオフについて
知りたい！

トラブルを防ぐためにも
契約前の入念な確認を
おすすめします。
はじめのうちは都度払いにするのも◎

　脱毛を決意してコースを契約したものの、理由があってやめたいと思うこともあるでしょう。全国の消費生活センターなどには近年、脱毛コースの解約にまつわる相談が年間 2800 件以上も寄せられているといいます。ここでは、**契約日から 8 日目までの解約であるクーリングオフ**と、**契約日から 9 日以上経過した場合の中途解約**について説明します。

　クーリングオフは、期間内に解約を申し込むと理由にかかわらず契約を解除でき、全額返金を受けることができる制度です。条件として

は、契約金額が 5 万円を超えること、契約期間が 1 か月を超えること
などが挙げられ、月額プランや都度払いの場合は適用されません。**脱
毛コースを契約したものの、契約から 8 日以内の場合は、書面を送っ
て手続きをすると返金が行われます。**

　契約日から 9 日以上が経過しており、コース契約の期間内である
場合には、クーリングオフではなく中途解約をすることになります。
解約にあたっては 2 万円、もしくは契約残額の 10％の消費者の負担
上限額が発生します。契約残額は、契約時の金額から、すでに施術を
受けている場合はその分の金額を差し引いて計算します。

　中途解約の方法は契約時の書類を参照する必要がありますが、電話
などによって連絡をしたうえで書類を提出し、返金を受けるケースが
多いようです。**手続きが完了すれば、契約時の金額から手数料と契約
残額を差し引いた分のお金を受け取ることができます。**

場合によっては、解約ができず返金されなかったり、クリニックが倒産するなどして返金を受けられなかったりというケースもありますから、**困ったときには消費生活センターなどに相談しましょう。**

　トラブルを避けるためには、契約を解除する状況を想定して慎重に考えることが重要です。長期間にわたる契約の場合は特に、有効期限や施術回数、単価などの詳細を確認しましょう。不安がある場合には、たとえ割高になったとしても都度払いを選択すれば安心です。

　脱毛コースにはいろいろなタイプのものがあります。複数回の施術を割安で受けられるものや、通い放題を謳っているものなど、お得さを打ち出したものも多く、それらが魅力的に感じられることもあるでしょう。

　しかし、脱毛効果のあらわれ方は人によって異なりますから、コースを消化しきれないうちに十分だと感じる場合もあります。通い放題であっても、予約がとれなくて思うように通えなかったり、思いのほか早く脱毛効果があらわれて割高になってしまったりすることもあります。また、通い放題だからといって完全に毛がなくなるまで施術が受けられるとは限らず、多くの場合は有効期限があります。

　だからこそ**はじめのうちは、都度払いにしたり、少ない回数のコースを選んだりすると安心です。実際に施術を受けてみると、自分に合う施術や必要な回数などを判断しやすくなります。**そうして少しずつ試しながら考えてみることで、契約後に不満を感じたり、トラブルになったりするリスクを軽減できるはずです。

最近は
クリニックで手続きが完結したり
メールだけで対応OKだったり
する場合が多いよ！

10〜20代女性で
脱毛している人って、
どれくらいいるの？

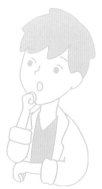

10代では4人に1人以上、
20代では2人に1人以上に
脱毛経験があることが
わかっています。

　若年層のリサーチを行う TesTee Lab が 2021 年に実施した調査によると、10 代女性の脱毛経験率（クリニックやサロンを利用）は 26.0%、そして、脱毛経験がない人のうち脱毛意欲がある人の割合は 64.7% にのぼるといいます。さらに 20 代女性では、脱毛経験率は 53.0%、脱毛経験がない人のうち脱毛意欲がある人の割合は 38.8% という結果になりました。

　ここから読み取れるのは、**10 代女性の脱毛経験率はまだまだ低いものの、脱毛に対して意欲的な人が多い**ということ。そして 20 代女性においては、半数以上に脱毛経験があり、脱毛経験がない人には、

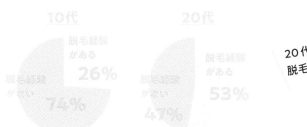

20代だと2人に1人以上は
脱毛経験アリなんだね!

TesTee(テスティー)調べ：https://www.testee.co

今後脱毛をする可能性が高い人が多く含まれることです。
　私たちのクリニックでも年々、若年層の患者さまが増えています。
開院した2015年頃には25〜35歳の患者さまがボリュームゾーンで
したが、徐々に若い方々の来院が増え、いまでは18〜25歳の患者

さまが最も多くなっているのです。

　脱毛をした方々から多く聞かれるのは「もっと早く脱毛すればよかった」というお声です。脱毛後は半永久的にムダ毛の悩みや処理のわずらわしさから解放されるのですから、そう思われるのも納得でしょう。子どものうちの脱毛には弊害も考えられますが（26ページ参照）、成長期を過ぎた18歳以降であれば問題はありません。少しでも早く脱毛をすることで、ムダ毛にまつわる負担をぐっと減らすことができるでしょう。

　若い方々が脱毛をためらう理由として、最も大きいもののひとつがお金の問題です。脱毛施術の料金は安くなってきているとはいえ、10〜20代にとっては決して少ない額ではありません。だからこそ私は、場合によっては保護者によるサポートが得られると理想的だと考えています。

　視力が悪い子どもにメガネを買い与えることは、多くの親にとって当たり前になっています。さらに近年では、歯並びが悪い子どもに歯科矯正をすすめることもめずらしくなくなってきました。そうすれば子どもは、生活するうえでの困りごとを大幅に解消することができるからです。

　私は脱毛についても、同じように親のサポートが浸透していけばいいと思っています。ムダ毛のことで思い悩み、処理に時間をとられたり、シェービング時に肌を傷つけたりすることは、子どもにとってハンデになります。いまよりもさらに脱毛が普及し、親世代の理解も深まることによって、若い世代がムダ毛の悩みから解放されることを願っています。

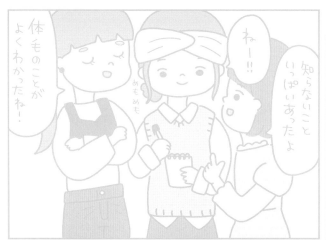

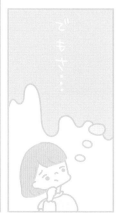

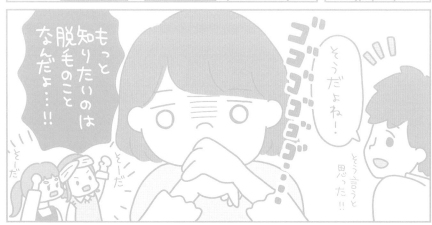

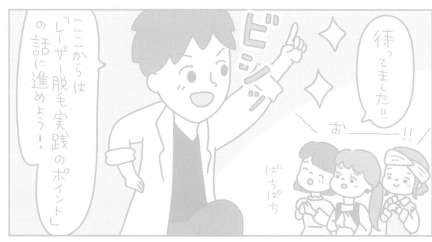

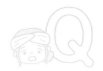

施術前の
カウンセリングで
伝えたほうがいいことは?

他のクリニックなどでの脱毛歴と
脱毛完了時期の
ご希望がある場合は
具体的にお伝えください。

　医療脱毛をはじめる前には必ず、**カウンセラーによる施術内容の説明とカウンセリング、医師による問診**を行います。

　まずはカウンセラーから、脱毛の仕組みや施術のプロセス、施術後のケアなどについて説明があります。さらには、患者さまが脱毛を希望する部位や気になっていることなどについてヒアリングを行い、施術プランを具体的にしていきます。

　このカウンセリングの段階では、ぜひお伝えいただきたいポイントがあります。それは、**これまでの脱毛歴と、脱毛完了時期のご希望**です。

問診では
①脱毛歴
②希望完了時期
はマストで伝えよう！

　私たちのクリニックには、他のクリニックやエステサロンなどで脱毛をしたものの、思うような効果が得られなかった方が数多くいらっしゃいます。そうした場合は、**これまでにどのような方法で脱毛が行われてきて、どのような結果になっているのか**という経緯を具体的におうかがいする必要があります。そのうえで、過去10万人以上の脱毛に携わってきた経験をもとに最適な施術プランを決定するのです。

　脱毛完了時期のご希望をお伝えいただくことも重要です。たとえば、結婚式までに毛をなくしたいという場合には、具体的な日程をお伝えください。毛周期に合わせて施術を繰り返す必要があるため、脱毛には時間がかかります。希望日までに脱毛を完了させるには、計画的な施術を行わなければなりません。場合によっては、ご希望に添えないこともあります。

　そのほかにも、2週間以内に日焼けをした場合や、レーザー治療を受けた場合、金属（ボルト）を入れている箇所がある場合、アトピーやカミソリ負けの箇所がある場合などは、忘れずにご相談ください。

　医師による問診では、患者さまの肌質や毛質などを見極めたうえで、カウンセリングでおうかがいした内容を加味して、適切なレーザーの種類や照射方法などを判断します。ご不明な点や不安に思っていることなどがあるときは、この段階で医師かカウンセラーに聞いてみるといいでしょう。

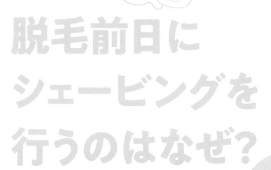

脱毛前日に
シェービングを
行うのはなぜ?

発毛組織に
アプローチしやすい状態にして
脱毛の効果を高めるとともに
肌へのダメージを軽減するためです。

　レーザー脱毛を行う場合は、患者さまご自身による施術前日の
シェービングをお願いしています。適切なシェービングは、効率的な
照射をするためにも、肌のダメージを軽減するためにも不可欠な事前
準備です。

　脱毛の際に照射するレーザーは、メラニン色素に反応して熱を発生
させ、毛根にダメージを与えることで発毛をストップさせます。それ
では、体毛を伸ばしたままで照射を行うと、どうなるのでしょうか。

　メラニン色素は毛根だけではなく、皮膚表面に伸びている毛の部分
にも含まれています。**そのままの状態で照射を行うと、伸びている毛**

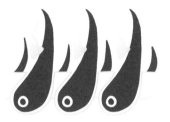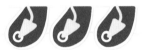

の部分にもレーザーが反応するため、毛根部分に効率よくレーザーが届きません。その結果、発毛組織に十分なダメージを与えられず脱毛効果が落ちてしまうことがあります。また、皮膚表面でメラニン色素への反応が起こって熱が発生するため、痛みが強くなったり肌へのダメージが大きくなったりすることもあります。

　毛抜きやワックス、除毛クリームなどを使ってムダ毛処理をしている人は、施術の2か月以上前から処理をお休みしましょう。これらの処理方法は毛根を取り去ってしまうおそれがあるため、レーザーを照射しても効果を得られなくなってしまいます。

　施術前のムダ毛処理には必ず、電気シェーバーかカミソリを使用してください（具体的な方法は74 ページ参照）。レーザー脱毛にあたっては、毛根にある発毛組織を残しておくことが重要なのです。

　シェービングのタイミングは施術前日がおすすめです。シェービングによる負担から肌を回復させつつ、毛が伸びすぎないタイミングで照射を行うためにも、前日に行うのがベストなのです。

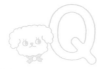

Q 脱毛施術前の シェービングのコツは？

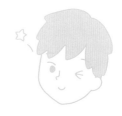

A 長い毛はカットしてから 電気シェーバーを。 シェービングの難易度が高いVIOは 無理に自己処理をしなくてもOKです。

　肌の負担を減らすためには、カミソリではなく電気シェーバーを選ぶことをおすすめします。シェーバーは、施術部位や肌の状態に合わせてボディ用やフェイス用、デリケートゾーン用などを使い分けてください。デリケートゾーンの毛を剃るときには、フェイス用を代用してもいいでしょう。

　VIOや脇などに生えている長い毛は、シェーバーを使う前に眉用などの小型のはさみを使って1〜2cm程度にしておくと処理が楽になります。長い毛をカットしたら、肌に対して鋭角か直角になるように電気シェーバーをあて、毛の流れに逆らうようにして剃っていきます。

　シェービングクリームやローションを使うと肌への刺激を減らすことができますが、カミソリとは異なりそのままの状態で剃っても問題

脱毛時に
どのデザインがいいか
相談してみよう！

はありません。明るいライトの下で毛と肌の状態を確認しながら、丁寧に剃っていきましょう。**全体的に、毛の長さが１㎜以下になるようシェービングするのが理想的です。**

　VIO のシェービングにあたっては、特に注意が必要です。
　Ｖラインの毛をある程度残しながら脱毛をしたい場合は、あらかじめデザインを決めてシェービングを行います。Ｖラインのデザインには主に、逆三角形、卵型、スクエア型、ナチュラル型などがあります。私たちのクリニックでは、施術時に VIO のデザインのご相談に乗ることもできます。

　Ｖラインのシェービングをするときは、膝立ちをすると皮膚が伸びるので剃りやすくなります。毛は割れ目に向かって生えているので、外側に向かって放射状に剃りましょう。
　ＩラインとＯラインは、特に自己処理が難しい部位です。手鏡の上にまたがるか、鏡の前で足を開くなどして、処理部分を丁寧に確認しながら剃ってください。

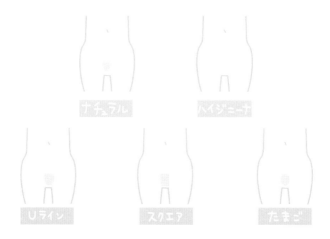

◎VIO脱毛の主なデザイン

Iラインのうち小陰唇については特に肌がデリケートですから、ひだを押さえて皮膚を伸ばしつつ丁寧にシェービングします。Oラインは前側から手を伸ばして外側に向かって剃り、割れ目の部分はシェーバーを後ろ手に持ち替えて剃るといいでしょう。

IラインとOラインは剃り残しが出やすい部位ですが、施術当日にクリニックでシェービングしてもらえることも多いので、無理な自己処理によって皮膚を傷つけないように気をつけてください。

手指や腕は、基本的に肩に向かって剃ります。

肘は、腕を曲げたりひねったりしながら刃をあてるといいでしょう。脇はところどころ毛流れが異なる箇所もあるため、その都度シェーバーの向きを変えながら剃るときれいになります。お腹の毛は、おへそのある縦の中心線に向かって生えていますから、そのラインから脇腹の方向にシェーバーを動かして剃りましょう。胸は乳輪部分を中心として渦巻くように毛が生えているので、中心から外側へと剃り、さらに外側から中心に向かっても剃ります。

ヒップは割れ目から外側へと向かって剃り、仕上げに下から上へと

見えにくい部分なので
剃り残しが多いから、
見えやすい位置を
探そう！

剃ります。背中の毛は背骨の方向に向かって生えているため、内側から脇腹に向かって剃ります。背中を丸めると剃りやすくなるはずです。

　うなじは、誤って髪を剃らないよう留意しながら、肩に向かってゆっくりとやさしくシェービングしてください。

　脚は、基本的に付け根に向かって剃っていきます。

　ふくらはぎは、内側から外側へと剃りましょう。膝の毛を剃るときは、曲げて皮膚を伸ばした状態にすると剃りやすくなります。太ももは場所によって毛流れが変わるため、剃り残しが出やすい箇所です。前側は付け根に向かって、そして外側は前側に向かって剃るといいでしょう。太ももの裏面を剃るときは、膝立ちになるのがおすすめです。内ももは、基本的に前側に向かって剃った後、剃り残しを防ぐためにも何度か刃の向きを変えて同じ部分を剃りましょう。

　シェービングが終わった後は、刺激が少ないローションや乳液などを使って保湿をし、肌の回復を促してください。

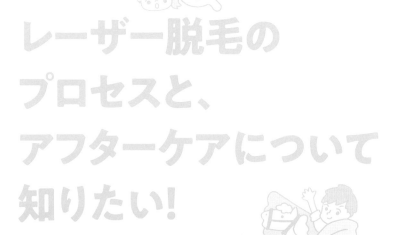

レーザー脱毛の
プロセスと、
アフターケアについて
知りたい!

施術後の特別な
アフターケアは不要です。
普段使いの化粧品で保湿を行い、
肌の水分補給をしてください。

　まずはレーザー脱毛の流れをご説明します。

　施術当日、脱毛部位に化粧品や日焼け止め、ボディクリームなどを塗布している場合はクレンジングを行います。その後、必要に応じて着替えをすれば施術スタートです。

　施術にあたってはまず、照射漏れや照射の重複を防ぐためのマーキングを行います。レーザーをあてる箇所をブロック分けして、水性ペンなどで印をつけることで目印にするのです。このときのマーキング

剃毛した肌に
　レーザーを照射！

レーザーの熱が
広がっていくよ！

熱によって毛母細胞が
破壊されて
毛が抜ける！

は、水で濡らせば簡単に落とすことができます。

　照射箇所をマーキングしたら、痛みの度合いを確認しつつレーザーを照射していきます。脱毛したくない箇所や目などにはレーザーがあたらないように、アイガードやタオル、厚紙などを使って保護しながら慎重に行います。

　照射が終わればマーキングを拭き取って落とし、専用のジェルを塗布するなどしてクーリングを行います。ただし近年では、すぐに冷却することによって皮膚内の余熱が奪われると脱毛効果が落ちるという論文も発表されており、あえてクーリングを行わないこともあります。

　また、使用する機器によっては照射時にジェルを塗布するため、その場合はマーキングの拭き取りに加えてジェルの拭き取りも行います。

　帰宅後などに施術後の肌のほてりが気になる場合は、保冷剤をあてたりして冷やしすぎるのを避け、水でぬらした清潔なタオルをそっと肌に乗せる程度にしましょう。レーザー照射に耐えた肌の頑張りを無駄にしないためにも、冷却しすぎないことが大切です。

　施術当日は肌の赤みが増すのを避けるため、過度な飲酒や激しい運動、入浴やサウナなど血行を促進する行為は控えたほうがいいですが、**軽くシャワーを浴びる程度であれば問題はありません。**レーザーを照射した影響で肌が乾燥しやすくなっているため、シャワー後などには念入りな保湿をおすすめします。普段使っている基礎化粧品をたっぷりと塗布して水分補給を行いましょう。

　肌が敏感になっている施術後の保湿には、普段使いの基礎化粧品を用いるのが理想的です。慣れないコスメを使うと肌荒れを招く可能性もあることから、施術後の肌トラブルに気づきやすくするためにも、慣れたものを活用しましょう。ただし、アルコールやメントールが含まれるものは刺激が強いため、肌の赤みや毛穴にしみる感覚が気にな

るときは避けてください。顔用の基礎化粧品は基本的に、ボディケア用よりも刺激が少なく安全に配慮されていることから、**顔はもちろん体の脱毛部位にも、顔用のものを使用するといいでしょう。**

　保湿とともに、**施術から2週間ほどは日焼け止めによる紫外線対策をしてください。**施術後の肌を摩擦から守るためにも、毛穴の中に残りにくいものや、ぬるま湯で濡らすだけで簡単に落とせるようなタイプの日焼け止めを使うのがおすすめです。ちなみに、紫外線防止効果を示す SPF や PA の値は、落としやすさとは比例していません。日焼けを十分に予防でき、肌にやさしいものを選んで使うようにしてください。

　シェービングについては、炎症が鎮静していれば照射翌日から可能ですが、毛抜きの使用は控えたほうがいいでしょう。肌の回復を促すべく、できるだけ肌への負担を減らすことが大切です。

　このようなケアをしていても、**施術から2〜3日ほどは照射部位に痛みや赤みが残る場合もあります。しかし、ほとんどの場合は自然に回復して健やかな肌へと戻っていきます。**もしも違和感が続く場合は、ヤケドや毛嚢炎（86 ページ参照）などの肌トラブルの可能性も考えられますから、施術を受けたクリニックで早めに相談してください。

施術後は
普段使いの基礎化粧品で
保湿しよう！

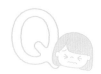

レーザーを照射するときの
痛みの強さは?
麻酔はできる?

輪ゴムで弾かれる程度の痛みですが、
我慢できないほどつらいときは
麻酔の相談をしてください。

「**輪ゴムで軽くパチンと弾かれる程度**」というのが、一般的に表現されているレーザー照射時の痛みの強さです。それほど激しい痛みではないことが多いため、麻酔を使わずに施術される方がほとんどです。ただし痛みの感じ方は、患者さまの肌質や毛質、そのときの体調、施術部位などによって変わります。

レーザーの熱はメラニン色素に反応するため、太くて濃い毛が生えていたり肌色が濃かったりすると痛みが増すことがあります。VIOや脇などの照射時に、バチンと強く弾かれるような痛みを感じることがあるのはそのためです。また、関節部分や顔などを照射すると、骨に

響くような痛みを感じることもあります。皮膚がやわらかい太ももの内側や二の腕は、皮膚への刺激を強く感じることもあります。

　多くのクリニックで主戦力となっているジェントルマックスプロ（48 ページ参照）は照射と同時に冷却ガスを噴射するため、痛みを軽減させる効果があります。しかし、それでも痛みが気になる場合には、麻酔ができることもありますからクリニックに相談してみるといいでしょう。カウンセリング時にテスト照射をしてもらい、痛みの強さを確認したうえで麻酔の使用を検討できるクリニックもあります。**痛みに対する不安を払拭し、リラックスした状態で施術に臨むことは、痛みの緩和にもつながります。**

　私たちのクリニックで麻酔を希望される場合は、**麻酔クリームと笑気麻酔**を使用することができます。麻酔クリーム（局所麻酔薬のリドカインを 10％配合したクリーム）は、痛みを感じやすい場所に直接塗布すると 30 分ほどで効果があらわれます。使用する場合は、あらかじめ麻酔クリームを購入し、ご自宅で塗布したうえでクリニックにお越しいただいています。

　笑気麻酔は、私たちのクリニックでは、医療針脱毛をされるお客さまにのみご利用いただけます。**この麻酔は、亜酸化窒素と医療用酸素を混合したガスを施術前に鼻から吸入することで、全身をリラックスさせ、痛みを感じにくい状態へと導きます。** 吸入後 5 分ほどすると、会話はできるものの半分眠っているときのような、お酒を飲んで酩酊したときのようなフワフワとした感覚になり、痛みを感じにくくなります。

　クリニックによっては、麻酔薬がついたテープを皮膚に貼るタイプの麻酔を導入している場合もあります。麻酔クリームと同じくリドカインを使用したものが主流ですが、皮膚につく薬剤が少ないため効き目も弱くなる場合があります。

レーザー脱毛の効果に個人差があるのはなぜ？

A

毛質や肌質は一人ひとり異なります。自分に合う方法で取り組み続けることで、効果的な脱毛が可能になります。

　脱毛の効果は、筋トレにたとえることができます。筋トレは、たとえ同じメニューに取り組んだとしても全員に同じ効果があらわれることはありません。体質や筋肉の質は一人ひとり違いますし、トレーニング時の条件や使用する機器の状態も異なりますから、当然ながら結果にも差があらわれます。

　また筋トレには、負荷をかけることが結果につながるという特徴があります。軽いトレーニングしかせずに負荷を抑えていれば、いつまでもそれなりの筋力しかつきません。それでも十分にマッチョになれる人もいるとは思いますが、おそらく少数でしょう。基本的には、筋肉に対して効果的に負荷をかけるトレーニングを繰り返してはじめて、筋肉が育っていくケースが多いはずです。

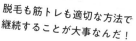

脱毛も筋トレも適切な方法で
継続することが大事なんだ！

　その際に大切なのは、自分に合う方法でトレーニングを行うこと。
たとえ大きな負荷をかけて痛みやつらさをともなうトレーニングをし
ていても、見当違いな方法では理想の筋肉に仕上がりません。**自分の
体に合う適切な負荷をかけてこそ、結果につながる**のです。

　レーザー脱毛にも同じことがいえます。
　毛周期に合わせて発毛組織を破壊し、脱毛効果を実感できるように
なるには、適切な照射によって毛根に熱エネルギーを届ける施術を繰
り返さなければなりません。
　その際に、照射するレーザーのエネルギーが弱すぎると脱毛効果が
得られませんし、強すぎるとヤケドのリスクがあります。また、同じ
ように照射をしても効果のあらわれ方には個人差があります。**自分の
毛質や肌質に合う適切な照射を繰り返してこそ、理想の脱毛が可能に
なる**のです。

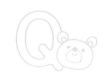

レーザー脱毛後に
できることがある
毛嚢炎って何？

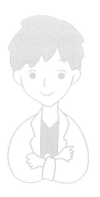

弱っている状態の毛穴に
菌が入り込んで起こる
ニキビのような炎症です。

　毛嚢炎は毛包炎とも呼ばれる皮膚炎であり、ニキビの一種です。レーザー照射などによって肌にダメージが加わり弱っているときに、毛穴の奥にある毛包に雑菌が入り込むことで起こります。

　私たちの肌は、健康なときには肌に住む常在菌のバリア機能によって保護されており、多少の刺激には耐えられるようになっています。しかし、ダメージを受けたりすると一時的にバリア機能が弱まります。すると、黄色ブドウ球菌や表皮ブドウ球菌が毛包に入り込んでしまい、毛嚢炎を引き起こすのです。

　毛嚢炎ができやすいのは、額や背中、脇、膝、太もも、ふくらはぎ、うなじ、VIO など。皮脂が多く分泌される部位や、ムダ毛が濃くて

自分で潰すのは
絶対に NG!

蒸れやすい部位です。女性の場合は、赤みや痛み、かゆみなどの症状が少なく、肌にプツプツとした小さなふくらみができる場合がほとんどです。男性の場合は、毛穴の奥にまでダメージが及び、ヒリヒリとした痛みや赤みなどがあらわれることが多いようです。

　毛嚢炎ができた場合は基本的に、患部を清潔に保ち保湿をするというニキビと同様のケアが効果的です。ただし、レーザー照射後の肌は敏感になっていますから、洗いすぎには注意してください。マイルドなタイプの石鹸やボディソープなどをしっかりと泡立てて肌につけ、こすらずにやさしく洗いましょう。低刺激な日焼け止めを使って紫外線対策を心がけることも大切です。

　そうした対処をしても改善が見られない場合や、痛みや赤みが強い場合、毛嚢炎が広がってきた場合などはクリニックで相談することをおすすめします。

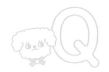

レーザー脱毛をしたのに毛が濃くなることがあるって本当？

レーザーや光の効果によって毛根の働きが活性化され、毛が太く濃くなることがあります。

　レーザーや光を照射した後、元の状態よりも毛が太く濃くなる現象を**硬毛化**といいます。レーザーや光の刺激によって毛根の働きが活性化されることによって起こり、その発生率は1％前後といわれています。

　脱毛施術に用いられるレーザーや光は、メラニン色素に反応するため、太くて黒い毛には確実にダメージを与えることができますが、細くて色素の量が少ない毛には反応しにくくなります。そこで効果を上げるべくレーザーの出力を上げると、その刺激によって毛乳頭が活性化され、毛が太く濃くなってしまうことがあります。背中や上腕、フェイスラインのように毛が細く、しかも、毛乳頭の位置が深くて破壊しにくい場合に硬毛化が起こりやすいのは、そのためです。

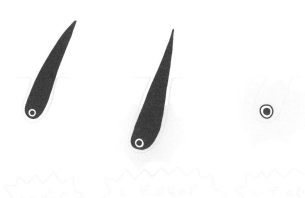

　硬毛化を防ぐためには、毛質・肌質に合った脱毛機器を導入しているクリニックを選ぶといいでしょう。ジェントルマックスプロ（48ページ参照）をはじめとして、3種類以上の脱毛機器を揃えているクリニックであれば、あらゆる毛質・肌質に適した照射ができるため、硬毛化のリスクは低くなります。針脱毛も可能であれば、さらに安心です。

　硬毛化した場合には、異なる脱毛機器を使うことでアプローチ方法を変えるか、針脱毛を行うことで改善できます。また、硬毛化した毛が自然に抜け落ちるのを待つのもひとつの手です。抜け落ちた後には照射前と同様の毛が生えてきますから、その際に適切な照射を行えば脱毛が可能になります。

　しかしなかには、硬毛化が起こったときと同様の照射を繰り返すことで改善を目指すクリニックやエステサロンもあるようです。この方法では効果があらわれにくく、施術期間が無駄に長期化する可能性がありますから要注意です。

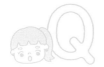

Q レーザー脱毛の効果は、いつ頃あらわれるの？照射は何回すればいい？

A 照射を受けた毛が次の成長期を迎える頃、毛が減っていることを実感できます。ある程度の毛が減るまでに5〜10回の施術が必要です。

　成長期の毛にレーザーを照射してバルジと毛乳頭を破壊すると、脱毛効果が得られます。しかし、**その効果は施術後すぐに感じられるわけではなく、次の毛周期でようやく実感できるようになります。**

　照射を受けた毛はその後、退行期と休止期を経て次の成長期に入ります。そのとき、照射がうまくいっていればその毛穴からは発毛しないため、そこではじめてムダ毛が減少していることを確認できます。

　ただし、照射時には休止期だった毛が成長期に入ったことで生えはじめたりもするため、1回限りの施術では1〜2割減ったことを体感

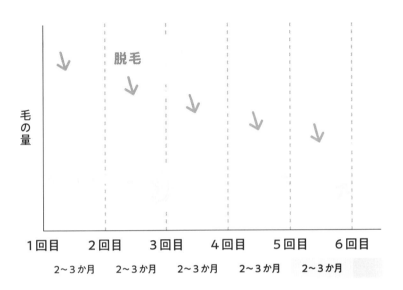

毛周期に合わせた
脱毛計画が大切！

できる程度です。そこから何度か照射を繰り返していくと、成長期の毛にアプローチする機会が増え、段階的に毛の量が減っていきます。

　段階的に脱毛が進んでいくこの状況は、モグラたたきゲームをイメージするとわかりやすいかもしれません。モグラたたきゲームでは、そのとき顔を出しているモグラしかたたくことができません。ゲームのスタート時には、最初に顔を出したモグラをたたきます。しかしどれだけ頑張っても、この時点ですべてのモグラをたたくことはできません。**それぞれの毛に毛周期があり、すべてが同時に生えてこないの**と同様に、モグラたたきのモグラもまた、１回ですべてが顔を出すとは限らないからです。

　レーザー脱毛は、照射回数を重ねるたびにその効果が見えやすくなっていきます。全体の毛を100とすると、１回目の照射によって

毛の量は 100 → 80 程度になります。2 回目には 80 → 60 になり、毛がまばらになってきたのを感じられるはず。3 回目では 60 → 40 となり、ムダ毛の処理もずいぶんと楽になっていることでしょう。4 回目には 40 → 20 にまで減り、5 回目の照射の効果があらわれる頃には、ムダ毛に悩んでいた頃を懐かしく思えるほどになっているはずです。

このように、**5 回の照射を行えばおおよその脱毛が完了しているケースが多い**でしょう。しかし、毛周期には個人差があり、また、毛や肌の状態によっても効果の出方が変わりますから、すべての人が完全な無毛になれるわけではありません。

また、照射は手作業で行われるため、照射漏れが発生する可能性もあります。手首やあごなど凸凹が多い部分では特に、照射面が肌に密着しにくいため照射漏れが生じやすくなります。照射後に毛が抜け落ちた肌を確認し、毛が不自然に残っている箇所があれば照射漏れかもしれません。その場合は一定期間中であれば無料で再照射できることが多いので、早めに相談してください。

全身のすべての毛をきれいになくしたいのなら、8 ～ 10 回程度の照射を目安にするといいでしょう。毛周期を考慮して 2 か月ごとに照射をする場合、10 回繰り返すならトータルで 1 年半、5 回繰り返すなら 8 か月かけてようやく施術が終わる計算です。

脱毛は、結果が見えるようになるまで時間がかかります。結婚式などのイベントをゴールにして脱毛をするときは、**完了する時期から逆算して早めに照射をスタートさせること**をおすすめします。

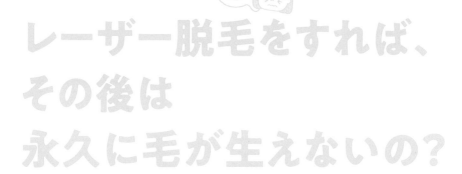

レーザー脱毛をすれば、その後は永久に毛が生えないの?

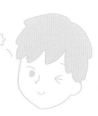

「永久」と断言はできませんが、「ほぼ永久に脱毛効果が続く」と考えていいでしょう。

レーザー脱毛は「永久脱毛」と表現されることがあります。レーザー脱毛をすれば、永久に毛が生えてこないのでしょうか。

その答えは**「『永久』と断言することはできないが、『ほぼ永久』だと考えられる」**です。医学的に考えれば、発毛組織であるバルジと毛乳頭を破壊すれば、その後に毛が生えることはありません。

ただし、完全に破壊できたとしてもやはり「永久」と断言することはできません。というのも、レーザー脱毛の施術がはじまったのは1983年頃のアメリカで、その施術方法が一般的に普及するようになったのが2000年頃。つまり、レーザー脱毛の効果の検証がはじまってから40年ほど、多くの症例を検証できるようになってから20年ほどしか経っていないのです。そのため、脱毛効果が永久であるかどう

かはいまだに証明されたとはいえません。しかし、いまのところ適切なレーザー脱毛をした後に発毛したという報告はありませんから、**ほぼ永久に効果が続くといっていいでしょう。**

　永久脱毛について、厚生労働省では「発毛組織を破壊することで、長期にわたり次の毛が再生しない状態が続く脱毛」と定義しています。また、米国電気脱毛協会では「最終脱毛から1か月後の毛の再生率が20％以下の状態」、米国FDA（日本における厚生労働省に相当）では「3回の脱毛施術によって6か月後に3分の2以上が減毛している」、ハーバード大学のロックス・アンダーソン博士が1998年に発表した「通常の毛周期を越えて、毛の本数が著明に減少した状態を維持している」と定義をしています。

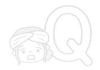

施術1〜2週間後に抜け落ちる毛は、脱毛完了の証拠？

A

レーザー照射時に毛穴の中にあった毛の一部が1〜2週間後に抜け落ちます。抜け落ちた毛はほぼ脱毛完了と考えていいでしょう。

　レーザーを照射して発毛組織にダメージを与え、1〜2週間が経過すると、照射後に生えてきた短い毛がポロポロと抜け落ちていきます。これは、照射時に毛穴の中にあった毛が、皮膚の排泄機能によって押し出されている状態です。

　照射前にはシェービングをしていますから、表面上は毛がなくなっています。しかし、皮膚の内部には毛の一部や発毛組織が残ったままですよね。**レーザーを照射して発毛組織を破壊すると、その後は新たに毛が生えてくることがありません。**ですから、このときあらわれる

のは新しい毛ではなく、すでに形成されていた毛です。皮膚内部にも
ともと残されていた毛が、少しずつ排出されているのです。

　こうして毛が抜け落ちる様子は、脇やVIOなど太い毛が生えてい
る部位であればわかりやすいのですが、もともと毛が目立ちにくい顔
などでは実感できないこともあります。しかし確実に毛の排出は行わ
れていますから、ある程度の時間が経ってから「そういえば、しばら
くシェービングしていないかも」と気がつくケースが多いようです。

　**このとき毛が抜け落ちた部分については、その後もほぼ毛が生えて
くることがありません。**しばらくして毛が生えてくる場合、それはお
おむね、まだ脱毛していない別の毛穴から出てきたものです。100％
と断言できないのは、なかにはまれに、発毛組織に熱が伝わり切らず
半生のような状態になり、完全に組織を破壊できていないケースもあ
るからです。**皮膚内部に残されていた毛は、毛根に十分な熱が伝わり
発毛組織を破壊できた場合はもちろん、半生状態になり発毛組織が生
きたままになっている場合にも、ポロポロと抜け落ちてくるのです。**

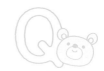

Q 脱毛をすれば、
ニキビができなくなるの?

A
毛穴の引き締め効果のほか、
皮脂の過剰分泌を抑える効果も
期待できるため、
ニキビが発生しにくくなります。

　　顔や背中などにできるニキビは、脱毛をすれば発生しにくくなります。脱毛によるニキビへの効果は絶大で、ニキビ治療を目的として脱毛をするケースもあるほどです。

　　ニキビができる要因には主に、①毛穴の閉塞、②皮脂の過剰分泌、③ニキビの原因となるアクネ菌の増殖、という3つが考えられます。肌は、約6週間のサイクルで角質がはがれ落ち、新たな細胞と入れ替わるターンオーバーを繰り返しています。そのとき皮脂は、汗とともに毛穴から排出されますが、ターンオーバーが順調ではない場合、毛穴の角質が厚くなって毛穴の出口がふさがれ、皮脂が詰まることがあります。すると、皮脂を栄養源にしてアクネ菌が増殖し、炎症を起こしてニキビになります。顔や背中は皮脂が多い部位のため、特に毛穴詰まりが起こりやすく、ニキビができやすくなっています。

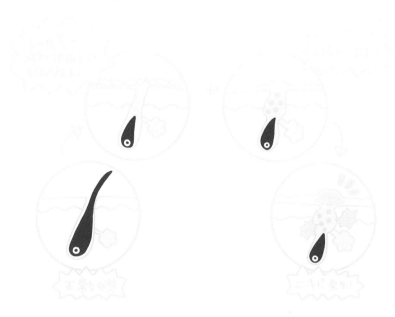

　レーザー脱毛をすると、その部分の毛穴がキュッと引き締まります。**毛穴が小さくなればその分、皮脂や汚れが溜まりにくくなりますから、ニキビの原因を減らすことができます。**また、**レーザーが毛穴につながる皮脂腺にダメージを与え、その機能を低下させることもできる**といわれています。ただし体質などによってはまれに、レーザーの刺激によってニキビが活性化する可能性があります。

　レーザー脱毛では、照射後1〜2週間が経った頃に、皮膚内部に残っていた毛が排出され、ポロポロと抜け落ちてきます（96ページ参照）。その排出の過程では、皮膚が炎症を起こしてニキビが悪化することがあります。また、照射直後には赤みやむくみがあらわれてニキビのようになることもあります。しかしこうした反応は一時的なものであり、毛穴を清潔に保ちやすくなるため、ゆくゆくはニキビが発生しにくくなっていきます。

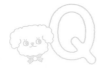

脱毛をすると、「わきが」や「すそわきが」、「乳が」も改善するの?

A

脂っぽい汗の発生を減らすとともに雑菌が発生しにくい状況にすることで体臭のお悩みが解決することもあります。

　脇に発生する「わきが」や、デリケートゾーンの「すそわきが」、乳輪まわりに強いにおいが出る「乳が」といった体臭のお悩みは、医療脱毛によって軽減することがあります。

　汗の発生源である汗腺には、サラサラとした水っぽい汗を出すエクリン腺と、脂っぽい汗を出すアポクリン腺があります。脇や陰部、乳輪の周辺にはアポクリン腺が分布していますから、発生した脂っぽい汗が雑菌によって分解されると不快なにおいを出し、「わきが」や「すそわきが」、「乳が」と呼ばれるようになります。

　アポクリン腺は毛穴とつながっています。そのため、レーザー脱毛

によって毛根の組織を破壊すると、同時にアポクリン腺にもダメージが及びます。すると結果として、体臭の発生源を弱体化できることがあるのです。

　しかし**その効果は、あくまでも副次的なものです。**レーザー脱毛の目的はあくまでもムダ毛をなくすことであり、アポクリン腺の機能低下に焦点をあてて照射していないため、思うような結果を得られないこともあります。確実に治したい場合には、アポクリン腺を取り去る切開手術などの専門治療を受けることをおすすめします。

　ただし「すそわきが」については、ある程度の効果を期待できるといってもいいでしょう。デリケートゾーンには特にアポクリン腺が集中しており、太くて長いアンダーヘアで覆われていることも手伝って、においが発生しやすくなっています。常に下着を身につけていることもあり、汗と体温によって蒸れた皮膚に雑菌が繁殖しやすく、その状態で湿気がこもるため強いにおいが発生しやすくなるのです。**VIO脱毛をすると、たとえアポクリン腺にダメージを与えられなかったとしても、格段に蒸れにくくなりますから、においの軽減につながるはずです。**

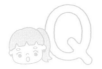

ホクロやシミが
ある部分でも
レーザー脱毛できるの？

ホクロやシミの状態によっては
レーザー脱毛と同時に
色を薄くできることもあります。

　ホクロやシミがある部位でも、多くの場合はレーザー照射をして問題ありません。ホクロやシミにはさまざまなタイプのものがありますが、その多くは、肌の奥にメラニン色素が蓄積してできています。ホクロやシミの表面が黒や褐色に色づいているのは、肌の奥に溜まったメラニン色素が透けて見えている状態です。

　レーザーを照射すると、毛根のメラニン色素に反応し、発毛組織が破壊されます。そのときのレーザーがホクロやシミにあたると、どうなるでしょうか。レーザーは、ホクロやシミの奥に溜まっているメラニン色素にも反応し、蹴散らして拡散させます。すると、肌の奥深くで蓄積していたメラニン色素が表皮へと押し出されてきます。そのとき、一時的にはホクロやシミが濃く見えることもあります。しかし、

浮かび上がってきたメラニン色素はかさぶたになり、レーザー照射を
繰り返すうちにはがれ落ちます。表皮が生まれ変わるサイクルととも
に、自然と消えてしまうこともあります。つまり、**脱毛と同時にホク
ロやシミを薄くする効果も得られる**のです。

　ただしそのとき、思い通りの結果になるとは限りません。ホクロや
シミが変色したり、一部が欠けたり、傷がついて出血したりすること
もあります。ホクロやシミの除去を望む場合は、レーザー脱毛による
副次効果に期待しすぎず、専用の施術を受けたほうがいいでしょう。
　また、**ホクロについては、医療脱毛のレーザーが悪影響を与えるケー
スもあります。**直径5㎜以上で隆起しているものや左右非対称なもの、
色がまだらなものなどは、照射によって悪性黒色腫と呼ばれる皮膚が
んの一種に進行するおそれもあります。
　そうしたホクロがある場合は、テープを貼ってマスキングをしてか
ら照射を行えば、レーザーの影響を避けることができます。消したり
薄めたりしたくないホクロやアートメイク、タトゥーなどがある場合
にも同様に、テープを貼れば問題なくレーザー照射できるようになり
ます。

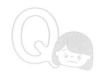

レーザー脱毛をすれば、肝斑も薄くなるの？

シミとは違って肝斑はレーザー照射によって濃くなるため、施術時に配慮が必要です。

　レーザーを照射するとホクロやシミが薄くなることがありますが、肝斑については濃くなる可能性があります。

　肝斑とは、女性の頬や口まわりなどに見られやすい色素斑です。ホクロやシミのように輪郭がはっきりとしておらずモヤッとあらわれることや、広範囲にわたってほぼ左右対称に発生するのが特徴です。

　シミと肝斑は、症状が軽い段階では見分けるのが難しいほど似ていますが、その仕組みは大きく異なります。シミが、皮膚の内部にメラニン色素が蓄積された状態であるのに対し、肝斑は、メラニン色素に炎症が起きている状態です。ホルモンバランスの乱れなどが引き金になり、メラノサイトが活性化すると肝斑になるのです。

　一般的なシミであれば、レーザーをあてても問題はなく、シミそのものが薄くなることもあります。しかし肝斑は、メラノサイトが活性

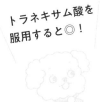

トラネキサム酸を
服用すると◎！

化しているため、レーザーの刺激によって悪化する可能性があります。
レーザーのみならず、紫外線や摩擦による刺激でさえも悪影響をもた
らすことがありますから、丁寧なケアが必要です。

　私たちのクリニックでは、肝斑の可能性がある部分を脱毛する際に
は、医師が経過を観察しながら施術方法を見極めていきます。場合に
よっては、色素沈着を改善するトラネキサム酸を服用し、肝斑の改善
を目指しながら顔脱毛を行うこともあります。

　**肝斑が目立つ状態のままで顔脱毛をしたい場合は、レーザーではな
く針脱毛であれば可能**です。針脱毛であれば、濃い色の肝斑が広がっ
ていても安全に、そして確実に脱毛をすることができます。

顔脱毛の施術方法を知りたい！

毛の太さや濃さ、生え方などを部分ごとに見極めながらそれぞれに適した方法で丁寧に施術します。

　あらゆるムダ毛ケアのうち、最も手がかかり配慮が必要なのは、顔の毛のケアではないでしょうか。その理由は、エリアによって**「残したい毛」**と**「なくしたい毛」**に分かれるからです。

　多くの人にとって「残したい毛」にあたるのは、眉やもみあげの毛です。この部分をすべて脱毛している人はあまり見られません。特に眉は、形に流行があるため、完全に脱毛するのではなく毛抜きやシェーバー、ハサミなどを使って形を整える人がほとんどです。そのほか、まつ毛や鼻毛、耳毛などについても、脱毛とは無縁と考えていいでしょう。顔に生えているその他の毛については、「なくしたい毛」として認識している人が大半であり、特に口まわりや額などの毛は脱毛したいと考える人が多いようです。

　このように顔の毛は、パーツごとに対応を変える必要があり、また、

顔の印象に大きな影響を及ぼすこともあるため、難しさを感じる人が
多いのです。

　しかし、だからこそ私は顔脱毛をおすすめしたいと考えていますし、
**顔脱毛の施術クオリティこそが、脱毛を手がけるクリニックの本気度
があらわれる部分**ではないかと感じています。顔脱毛はそれほどに、
奥が深く難易度も高いものなのです。

　顔の毛は部分によって、毛の濃さや生え方などが異なります。たと
えば、額や口まわり、頬などに生えている産毛は細くて色素が薄いた
め、体の毛と同じ方法でレーザーを照射してもいい結果にはつながり
ません。産毛の場合は、産毛の状態に適した方法でレーザーを照射す
る必要があります。また、眉やもみあげなどは生え際を美しく整える
ことで仕上がりがよくなるため、私たちのクリニックでは、針脱毛（44
ページ参照）で対応しています。

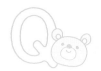

顔のレーザー脱毛には
リスクがあるって本当?

他の部位と比較すると
ヤケドなどの肌トラブルが起きやすく、
セルフケア時に肌を傷めてしまう
こともあります。

　顔は、他の部位と比べて特に脱毛のリスクが高い部位です。理由としては106ページでご紹介したように、毛の太さや濃さ、生え方が一定ではないため、その部分に合わせた施術が必要になること、「残したい毛」と「なくしたい毛」に分かれることなどがあります。

　さらには、ヤケドや炎症などの肌トラブルが起こると顔の印象に大きな影響を与えることや、施術後のセルフケアによって肌にダメージを与える可能性が高いことなども挙げられます。照射されるレーザーはとてもパワフルですから、施術時の操作や処置が適切でなければヤケドや炎症を引き起こすことがあります。腕や脚などであれば服で覆い隠すこともできますが、顔の場合は露出せざるを得ない場合も多いでしょう。特にヤケドをした箇所は、摩擦などの刺激を避ける必要があるため、メイクで隠すこともできなくなります。

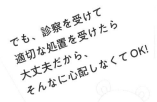

でも、診察を受けて
適切な処置を受けたら
大丈夫だから、
そんなに心配しなくてOK!

　ただし医療脱毛の場合は、医療従事者が施術に携わっており、必要があればすぐに医師の処置を受けることができますから、被害を最小限に抑えることができます。そうしたメリットもあるからこそ、顔脱毛については特に、エステサロンではなくクリニックで施術を受けることをおすすめします。

　また、たとえ適切な施術が行われていても、その後のセルフケアやメイクのタイミングで肌を傷めるリスクもあります。レーザーを照射した後、痛みや赤みが出ていない場合でも、肌は大きなダメージを受けています。洗顔や保湿、メイクなどの際にできるだけ摩擦を避けること、しばらくは日焼けや毛抜きを避けることを心がけてください。
　そうしたリスクもある顔脱毛ですが、行うことで大きなメリットがあります。眉やもみあげなどの毛が整い、不要な毛をなくすことで、顔のお手入れが格段に楽になります。また、シミやくすみが薄まったり、毛穴が引き締まったりすることによって美肌効果が得られますし、ニキビなどの肌トラブルも起こりにくくなるのです。

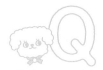

顔脱毛の施術後に
メイクをするとき、
気をつけたほうが
いいことは？

A

できるだけ肌をこすらないように
パウダータイプのファンデーションを
やさしく肌にのせるなどの
工夫をしてください。

　レーザー照射後の肌は、大きなダメージを受けて弱っています。だからこそ肌を守るために、保湿や紫外線ケアが大切であることは78ページでお伝えしました。その際にもぜひ**重視してほしいのが、摩擦を避けること**です。

　摩擦された肌には、細かな傷がつきます。目に見えないほどの小さなその傷が増えていくと、肌荒れや乾燥を引き起こすだけでなく、肌のバリア機能が低下したり、炎症ができたりすることがあります。レー

いつもの化粧品を
使おう！

ザー照射後の肌はただでさえ弱っていますから、少しでも摩擦を減ら
して負担を軽減させることで、回復を妨げないようにするといいで
しょう。

　エステやマッサージなどの施術で強く肌をこすらないようにするの
はもちろん、洗顔や保湿、タオルドライなどをするときにできるだけ、
ゴシゴシとこすらないようにしてください。**顔以外の部位を脱毛した
場合にも、同じように摩擦を避けることをおすすめします。**

　メイクについては、肌への違和感がなければ施術後すぐに行っても
問題ありませんが、ここでも**注意してほしいのは肌をこすらないこと。**
ファンデーションは、肌に塗りのばす必要があるリキッドタイプより
も、肌にのせるだけでいいパウダータイプのほうが摩擦を軽減できま
す。やさしくポンポンと肌にのせるイメージで肌につけるといいで
しょう。

　ただし、**仕上げやメイク直しの際にパウダーをつけすぎると、肌が
乾燥しやすくなるので控えめにするよう心がけてください。**リキッド
タイプのファンデーションや BB クリームなどを塗布する場合には、
中指や薬指を使うと、人差し指と比べて力が入りすぎないのでおすす
めです。

　とはいえ、どれだけ摩擦を減らせたとしても、メイクそのものは肌
の負担になります。メイクの必要がない帰宅後などには、できるだけ
早くクレンジングと保湿ケアをして、肌をいたわることを忘れないで
くださいね。

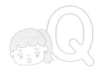

妊娠中・授乳中でも
レーザー脱毛できるの？

肌トラブルが起こりやすく、
脱毛効率も悪くなるなどの理由から
NGとしています。

　レーザー照射そのものは、妊娠や授乳に悪影響を及ぼさないといわれています。レーザーが反応するのは肌表面にあるメラニン色素であり、胎児などに届くとは考えにくいからです。

　しかし**基本的には、妊娠中・授乳中のレーザー脱毛はNG**です。私たちのクリニックでも、たとえ何度かレーザー照射を行った後だったとしても、妊娠がわかった時点で施術をストップしていただいています。

　ホルモンバランスが乱れがちな妊娠中・授乳中は、肌のコンディションが乱れやすく、使い慣れた基礎化粧品でさえ肌に合わなくなることがあります。そのため、レーザー照射による肌トラブルのリスクも高まりますが、母体や胎児への影響を考えると薬を処方できない可能性があります。乾燥や色素沈着、炎症、湿疹などを引き起こすこともあ

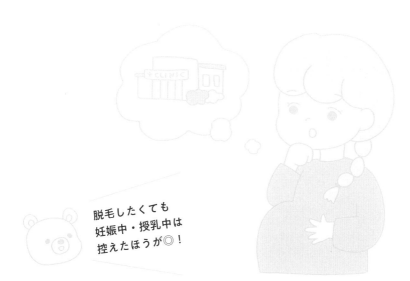

脱毛したくても
妊娠中・授乳中は
控えたほうが◎！

ります。

　そのほか、施術中のうつ伏せなどの姿勢が負担になり、気分が悪くなったり呼吸がしにくくなったりする可能性もあります。

　また、妊娠中・授乳中のレーザー脱毛は非効率でもあります。**この時期は、ホルモンバランスが変化することにより、毛の生え方がイレギュラーになりやすい**からです。

　妊娠中には、体毛が増えたり濃くなったりします。妊娠前には無毛だった部位にムダ毛が生えてくることもあります。ただしそれは、あくまでも一時的なものであり、出産後には少しずつ元の状態に戻っていきます。また、毛周期の乱れが見られることもありますが、その状況でレーザーを照射しても、脱毛がうまくいかず再び発毛してしまうことがあります。

　レーザー脱毛は、たとえ中断してもそれまでの効果が失われることはありません。**妊娠がわかったら、ホルモンバランスが落ち着くまでお休みしたうえで再開することをおすすめします。**

薬を使って
治療をしていると、
レーザー脱毛が
できないこともあるの?

薬の種類によっては
皮膚炎などのリスクも考えられるため
必ず医師に相談してください。

　塗り薬や飲み薬には、レーザー照射によって悪影響が出るものもあります。

　ステロイド剤には光を吸収しやすい性質があるため、レーザーの影響によってヤケドや色素沈着を引き起こすリスクが高まります。また、長期にわたってステロイド剤を使用していると免疫力が低下することから、レーザー照射後の自己処理などのタイミングで傷がついて雑菌が入り込み、感染症を引き起こすこともあります。

　ただしその影響の大きさは、ステロイド剤による治療の状況や、患者さまの肌質などにもよりますから、医師に相談してみるといいで

しょう。問題なくレーザー照射ができるケースもあります。

　湿布を使っている場合は、含有されるケトプロフェンという成分にレーザーがあたることで、光接触皮膚炎を引き起こす可能性があります。**2週間以内に湿布を使っている場合は、その箇所の施術を避けたほうがいいケースもありますから、医師に相談しましょう。**

　そのほか、日焼け止めについては紫外線吸収薬が含まれていますから、ヤケドなどのリスクを軽減するためにも必ず、脱毛前にクレンジングを行ってください。

　なかには、服用中にレーザーを照射することによって薬剤性光線過敏症、光毒性光線過敏症、光アレルギー性光線過敏症などの皮膚病を招きかねない飲み薬もあります。抗精神薬、抗てんかん薬、抗ヒスタミン剤、ホルモン剤などを服用している場合は医師に相談をしてください。

　抗ヒスタミン剤については、風邪薬やアレルギー薬にも含まれることがありますが、配合量が少ないため問題ないことも多いでしょう。ほかにも、使用している薬がある場合は医師に相談のうえ、安全に施術を受けてくださいね。

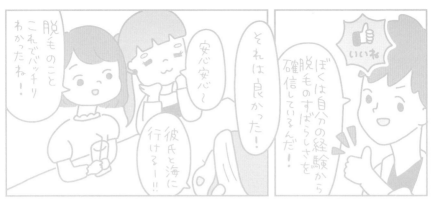

脱毛のことこれでバッチリわかったね！

安心安心〜

彼氏と海に行ける〜！！

それは良かった！

ぼくは自分の経験から脱毛のすばらしさを確信しているんだ！

いいね

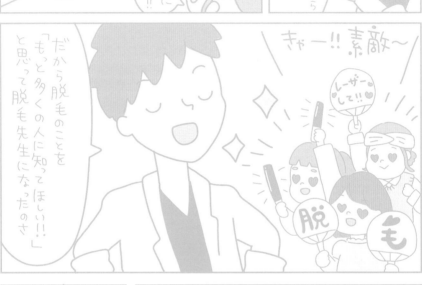

だから脱毛のことを「もっと多くの人に知ってほしい！！」と思って脱毛先生になったのさ

きゃー！！素敵〜

レーザーして！！

脱

毛

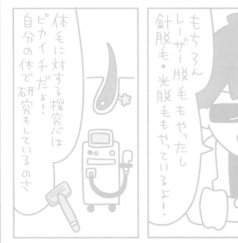

体毛に対する探究心はピカイチだよ！自分の体で研究もしているのさ

もちろんレーザー脱毛もやったし針脱毛・光脱毛もやっているよ！

へへっ

え〜…

脱

毛

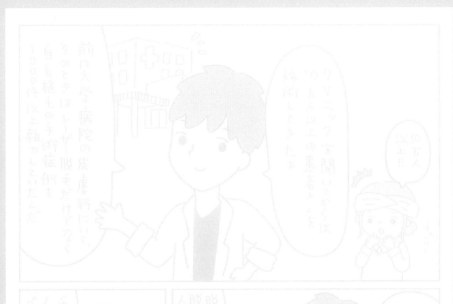

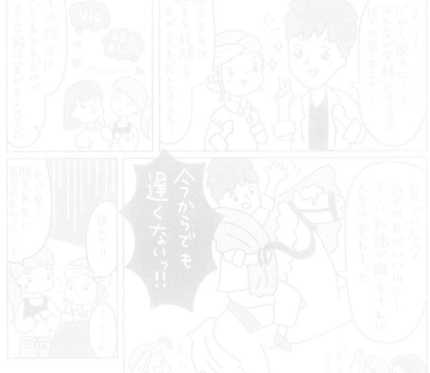

おわりに

　医療脱毛が広く普及しはじめたのは20年ほど前のことです。その頃から、大手美容クリニックによる大々的な広告の影響もあり、脱毛が少しずつ身近なものになっていきました。

　当時の脱毛は、いまよりもずっと高額なうえにトラブルも多かったようです。しかし、20年のうちに多くの問題が解決され、近頃ではずいぶんと良心的な価格で安心して施術を受けられるようになってきました。医療脱毛の技術はすでに、十分に成熟しているといえるでしょう。

　ただし、成熟した技術が確立されているものの、世間に出まわっている脱毛施術のすべてが、その技術を適切に活用したものだとはいえません。特に、エステサロンによる施術では、ヤケドを負ったり、料金に対する不安を抱えることになったりと、さまざまなトラブルが続いているようです。医師の管理下において医療従事者がレーザー照射を行うクリニックとは異なり、医療の専門家が立ち会わないエステサロンでは、どうしてもトラブルが起こりやすいのです。

　とはいえ、すべてのエステサロンが不適切な脱毛を提供しているわけではありません。ここまでご説明してきたように、場合によってはエステサロンの施術のほうが適しているケースもあります。クリニックとエステサロンの違いや、提供されている脱毛メニューの仕組みなどを理解したうえで、自分に合う選択をすることが大切なのです。

　ムダ毛のない快適な未来を思い描いて時間もお金もかけたのに、うまく脱毛ができなければがっかりするのは当然です。「も

う脱毛で失敗したくない！」という強い気持ちを抱えている方もいらっしゃるでしょう。そうした方々にはぜひ、私たちのクリニックにお越しいただきたいと思っています。

　私たちのクリニックには、他のクリニックやエステサロンなどで脱毛施術を受けたものの、思うような結果を得られなかった患者さまが多くお越しになります。4種のレーザー脱毛機器を揃えることでさまざまな毛質や肌質に対応できるほか、針脱毛を導入することで、レーザー脱毛が難しい箇所にも丁寧にアプローチすることができます。

　これは、医療脱毛に対する強い熱意と探求心を持つ私が、あらゆる患者さまにご満足いただけるよう環境を整えてきた結果です。そうして、いまでは患者さまによるご紹介の輪が広がり、広告に頼ることなく10万人以上もの方々の脱毛に携わるまでになりました。

　ムダ毛に悩む人にとって医療脱毛は、人生の満足度を高めてくれる心強い存在です。あなたの人生がさらに快適で充実したものになるよう、本書が少しでもお役に立てるようなら幸いです。私たちはこれからも、よりよい脱毛を追求していきたいと思っています。

ビューティースキンクリニック 理事長

林 隆洋

［著者略歴］

林 隆洋（はやし・たかひろ）

ビューティースキンクリニック理事長、皮膚科医。2010年に福岡大学医学部を卒業。自身も体毛に悩んだ経験から、「同じ悩みを持つ人を救いたい」という決意を抱き、2012年から東京女子医科大学病院皮膚科に勤務。2016年にビューティースキンクリニック新宿院を開院し、現職。2022年にはビューティースキンクリニック渋谷院、2023年にはビューティースキンクリニック池袋院を開院。レーザー脱毛だけでなく自毛植毛の手術症例も1,000件以上執刀した実績を持ち、2024年3月時点で顧客実績は10万人を超える。

脱毛先生! 悩める女子のために
脱毛のすべてをするっと教えてください!

2024年5月1日　　初版発行

著　　者　　林 隆洋

発行者　　小早川幸一郎

発　　行　　**株式会社クロスメディア・パブリッシング**
〒151-0051 東京都渋谷区千駄ヶ谷4-20-3 東栄神宮外苑ビル
https://www.cm-publishing.co.jp
◎本の内容に関するお問い合わせ先：TEL（03）5413-3140／FAX（03）5413-3141

発　　売　　**株式会社インプレス**
〒101-0051 東京都千代田区神田神保町一丁目105番地
◎乱丁本・落丁本などのお問い合わせ先：FAX（03）6837-5023
service@impress.co.jp
※古書店で購入されたものについてはお取り替えできません

印刷・製本　　**株式会社シナノ**

©2024 Takahiro Hayashi, Printed in Japan　　ISBN978-4-295-40961-8　　C0077